治療構造論による
精神科作業療法
手引き

Hironobu NAKAYAMA

中山広宣

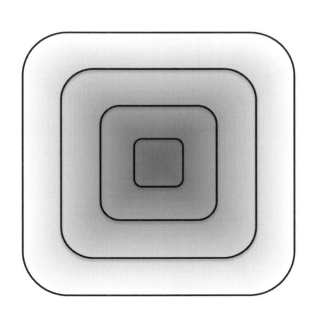

青海社

まえがき

　筆者が作業療法士になった約 40 年前は，生活療法の一環としての作業療法に，力動精神医学に基づく作業療法が導入された時代であった．そのため，作業療法教育は力動精神医学的作業療法が主体であり，「作業活動における対象関係とその過程」を理解することが重要視された．力動精神医学的作業療法を理解し実践するためには，長い時間と良き指導者が必要である．しかし当時は，教育環境においても臨床現場においても教育ができる人材と環境が乏しく，現実には力動精神医学的作業療法を実践しているというにはほど遠い状況であった．

　加えて，非言語的交流である作業活動を媒介とした患者と作業療法士との治療的関係を力動精神医学的に理解するには個別依存性が強く，共有できる治療理論を展開することが困難であったと思われる．筆者自身もこのような葛藤を抱きながら力動精神医学的作業療法を学生に伝えようとしていたが，曖昧模糊とした講義内容で不全感が募る日々であった．そのため，精神分析理論をはじめとして，力動精神医学や対象関係理論に関する書物を読みあさったが，教育分析を受けていないためか，あるいは理解不足のためか，言葉や専門用語の表面的理解のみで実体験がない空虚な知識の伝達にとどまった．無論，力動精神医学的作業療法を説くことなどできなかった．

　しかし，その時に出会った一冊の書物によって，精神科作業療法の治療構造を考えるきっかけとなった．その書物は，フロイト研究の第一人者である慶應義塾大学神経科教室の小此木啓吾先生編集の『精神療法の理論と実際』（医学書院，1964 年）である．本書は，精神分析療法を基盤とした精神療法の理論と実際に関する最初の総合的な書物であり，初学者にもわかりやすく，特に精神療法の基礎概念と方法の章における「患者・治療者関係の構造」についての論考は精神医療者としての立ち位置を明確にしてくれた．

　治療構造という言葉は，精神療法家にとっては基本的な用語であろうが，精神科作業療法学に関する書物で見聞きすることはほとんどなかった．そのため，頭の中に一筋の閃光が走るような衝撃を受けたことを今でも忘れない．

　「精神科作業療法の治療構造論」を展開して約 30 年近くになるが，その間，大学での講義だけでなく，ありがたいことに日本作業療法学会や，九州各県で教育講演や研究会にて講演の機会を得た．

　過去，何度も出版しようと試みたが，筆不精で，馬齢を重ねた浅学非才な自分には，荒海に船を漕ぎだすようなもので，執筆する自信もなく，多忙を理由に頓挫していた．しかし，文献として引用された内容では説明不足で誤解を否めない感を抱いてきたことや，卒業生や多くの方から成書にしてほしいとのお言葉を再三いただいていたこともあり，一念発起して出版に踏み切った．

　本書は，治療構造論を中心に論じているため，歴史，法律，評価，疾患別作業療法などについては他書を参考にしていただきたい．また，精神科病院内の作業療法を中心に論説しているため，対象者

には「患者」という表現を用い，広範囲を意味する場合は「対象者」という表現を用いていることをお断りしておく．

　聖徳太子は「四箇院の制」により，大阪の四天王寺に敬田院，施薬院，療病院，悲田院の４つの施設を設立した．敬田院とは仏教精神を基本とした教育を行い，施薬院とは病人に薬を施し，療病院とは病院のことで病気を癒し，悲田院とは身寄りのない者や老人を救済する福祉施設である．日本最初の教育，医療，福祉の実践が行われたということに，諸外国に類を見ない文化的・歴史的意味がある．また，聖徳太子は十七条憲法を制定し，そのなかで性善説を基本に，人の生き方を説いている．「和を以て貴しとなす」という言葉は，日本人であれば誰でも聞いたことがあると思う．他には，礼を守りなさい，人と意見が違っても怒ってはいけない，大事なことは多くの人と議論して決めなさい，などの教えがある．この思想は現代に引き継がれている．聖徳太子の教えは日本人の思想や文化のルーツであり，筆者が考えるチームリハビリテーションの理念とまったく同じである．四天王寺に思いを馳せると医療人としてのあるべき姿を考えさせられる．

2021 年 3 月吉日

中山　広宣

◉もくじ

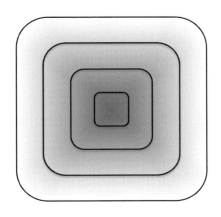

「自分をここまで育ててくれたのは，両手両足のないこの身体だった．人間は身体で生きるものではない．心を見て生きたい」

（中村久子）

「障害に感謝します．
私が自分を見出し，生涯の仕事を見つけることができたのも，この障害を通してだったからです」

（ヘレン・ケラー）

第1章

作業療法を振り返る

1. 作業療法の意義

作業療法は，リハビリテーション医療を担う重要な分野として発展してきた．

本来，リハビリテーションという言葉は，全人間的復権というような意味であるが，日本では一般的に身体的な機能訓練や理学療法と同じような意味で理解されている．そのため，非常に残念なことであるが，作業療法の意義や役割が正しく理解されていない．

作業療法という言葉は，Occupational Therapy（OT）の訳語であるが，Occupationとは「仕事・職業」そして「占有・従事すること」などの意味があり，Occupyは「時間や場所を占める」「〜（身体や精神）を満たす（占める）」という意味がある．つまり，作業療法は芸術的創作活動や日常生活，そして仕事に密接した作業活動を科学的・医学的に提供するものである．そして，その作業活動に身体や精神の機能を集中させることでその改善をはかり，リハビリテーションに結びつけていく．

また，作業療法は認知機能・精神機能に働きかける脳のリハビリテーションといっても過言ではない．この原稿を書いている時，筆者の脳はフル活動している．記憶をたどり，文章を考え，パソコンのキーボードを打ち，その文章を

眼で確認するという multi task である．その間，精神機能も身体機能も原稿執筆に占有されている．完成したら充実感に満たされる．まさに作業療法である．日々の生活の諸活動は精神機能と身体機能のネットワークによって行われ，日常生活のすべてが作業療法となる．あまりにも日常的な活動を利用した治療なので，対象者も治療者も当たり前すぎて作業療法の意義が実感しづらい．「もし，携帯電話のボタンが押せなくなったら？」「もし，携帯電話のボタンの押し方を忘れたら？」「もし，話せなくなったら？」「もし，生きる意欲を失くしたら？」「もし，心の病で人との交流ができなくなったら？」これらの問題をどのように解決するであろうか．逆に，できないことができるようになることを想像すると，どれほど生活や人生が豊かになることだろうか．できなくなること，そして，できるようになることを想像すると，作業療法の意義が明白になる．これらを研究することが作業療法の発展には不可欠である．

久保田は，脳機能の研究から，人の手と脳の機能およびその関係性について解説している．それは作業療法士にとって，対象者と共にその

生活や人生の創造（リハビリテーション）を共有するうえで，あらためて手の重要性を考えさせられる内容である．久保田は「手は外部の脳である．手が上手く使えるのは脳を上手く使えるからである」と述べている．手は目となり，耳となり，意思を伝える言語（コミュニケーション）にもなりうる．また，視覚や聴覚では得られない感覚（触覚，圧覚，痛覚，温度覚，運動覚）の情報も得ることができる．もちろん，最大のコミュニケーション手段は言語であるが，繊細な動きができる手があるから文字が書ける．文字を書き，絵を描き，楽器を奏でるために手を使う．作業と言語は切り離せない存在なのである．一説によると，言葉の起源は20万年前にホモサピエンスのDNAの突然変異によって，構音機能やそれを司る神経機構が備わったとされている．手や言語の発達と文字の発明によって文明が発展し，技術や文化が継承され，それがDNAに保存されて更なる発展を遂げた．

手の随意運動が起こる時には，まず前頭前野や補足運動野が働く．脳が発達したため手の機能が発達したのか，それとも，手を器用に使用する必要があったから脳が発達したのかは疑問である．おそらく相互に関連して発達したのであろう．誰もが経験しているように，道具の使用の器用さは同じ動作を繰り返すことによって向上する．手が創造的に使用され，脳が学習したことは想像に難くない．手は音楽を奏で，絵を描き，人の心（感情）を動かし，人の生活を豊かにする．手はその機能においてもすでに芸術である．

手は作業療法の本質を表現し，作業活動を用いる作業療法は身体機能，精神機能，脳の可塑性に影響していることは脳科学の知見からも確かである．

心身に障害があれば，生活が障害される．それは，家族的にも社会的にも自分の価値を見出せなくなってしまったという自己の価値観の喪失でもある．身体の障害は見えるが，心の障害は見えにくい．時には自分自身も気づかず，苦しい生活を余儀なくさせられる．この心身の障害を乗り越えたヘレン・ケラー女史は「障害をもつことは不幸ではない．人より不便なだけである」「障害に感謝します．私が自分を見出し，生涯の仕事を見つけることができたのも，この障害を通してだったからです」と語り，また，生後まもなく両手両足を失い，両親も失った中村久子氏は，さまざまな喪失体験を通して「自分をここまで育ててくれたのは，両手両足のないこの身体だった．人間は身体で生きるものではない．心を見て生きたい」と言っている．この短い言葉のなかに，さまざまな障害を受け止め生き抜いた（障害受容）人生のすべての思いがこめられているような気がする．このなかに作業療法の本質があると思う．

作業療法とは，心身にどのような障害があっても，人としての尊厳や存在意義を保障しつつ，暮らしを視点とした作業活動を利用して，人が人として生きる力の再獲得を図り，人生の質を高めるものと考える．

2. 作業活動の治療的意義

◆作業活動は人が生きる行為そのもので，作業活動があるから人が人として存在できる
◆作業活動は生活を構造化して，構造化した生活は人生を構造化する

作業活動とは，日常生活全般の活動から社会生活の活動，絵画・音楽・手工芸などの芸術的活動も含み，人が人として生きるために必要な活動のすべてを意味する．

人が人として存在し，人間性を回復するために作業活動は欠かせない．作業活動は，日々の暮らしを創り，生活を構造化する．構造化した生活は人生を構造化していく．

人間と作業に関して次のような言葉が残されている．

「仕事をするということは自然の最もすぐれた医師であり，それが人間の幸福についての要件である」

（Claudius Galenus，AD127 ～ 199）[1]～[3]

「もっとも大事な点は作品ではなく，作品を作る過程において身体と知能に与えられる影響である」

（Sidney Licht，1908 ～ 1979）[4]

「作業は人間性を保つために大変大切なので，医学的・社会的問題にかかわりなく，作業を生活から除外することは，すなわち健康に対する脅かしであり，疾病・事故または社会的状況が個人の身体的・心理的健康状態に影響した時には，作業はその個人のその後にとるべき行動の再調整に大きな影響を与えるものとなる」

（Gary Kielhofner，1949 ～ 2010）[5]

人は作業活動を通して種々のことを体験し学習する．自信を獲得し，自己の存在感や価値観を転換し，対人関係を含めた社会的技能を身につける．また，自分の能力や適性を知ることもできる．つまり，作業活動は，機能的・心理的・社会的な適応能力を身につけるための手段として有効である．

作業活動を治療的に活用するためには，治療目的に沿って適用し，その選択した作業活動が患者のニードを満たし受容されることである．そして，作業活動の治療的効果をより高めるためには，作業療法士が作業活動に対する知識と技術と教授能力，および精神療法的知識を備えていることである．

引用文献

1）小川鼎三：医学の歴史．中央公論社，1964，pp5-23.
2）日本作業療法士協会編著：作業 その治療的応用．協同医書出版社，2001，pp9-14.
3）秋元波留夫，冨岡詔子：新作業療法の源流．三輪書店，1991，p119.
4）日本作業療法士協会編著：作業 その治療的応用．協同医書出版社，2001，p16.
5）日本作業療法士協会編著：作業 その治療的応用．協同医書出版社，2001，p8.

参考文献

1）久保田競：手と脳. 紀伊国屋書店, 2010.
2）Gary Kielhofner：人間作業モデル－理論と応用－. 山田孝監訳, 協同医書出版社, 1990.
3）Gary Kielhofner：作業療法の理論. 山田孝, 小西紀一訳, 三輪書店, 1993.

治療構造は治療に道筋を与え，
治療の道筋は効果の検証につながる

第2章

精神科作業療法の治療構造

従来，精神科作業療法士はその治療理論や専門性を力動精神医学的理解と作業活動がもつ治療的要素に求めて，力動精神医学的作業療法として展開していた．しかし，精神分析理論がルーツである力動精神医学は，対象者と治療者の力動的な治療展開であるため，疾病性・事例性・個別性に強く依存し，治療者の経験則に頼り，共有化することがむずかしい．

また，作業活動自体も対象者や治療展開に応じて，種々の作業活動をさまざまな方法で用いるため，疾病性・事例性・個別性に依存し，適用方法の定式化はむずかしい．

つまり，精神分析療法を修得していない作業療法士が，力動精神医学的作業療法として実践して理論化するのは困難であったと考える．

加えて，日常臨床では作業活動との対象関係とその治療的要素に主眼を置いたため，精神科作業療法全体の治療構造を考察するという俯瞰的視座をもち得なかったと考える．一面的・部分的な力動精神医学的作業療法へのこだわり

が，精神科作業療法の実践理論の確立を妨げたのかもしれない．

最近，力動精神医学的作業療法という言葉を聞くことが少なくなっていることの要因には，このような実践理論のむずかしさに加えて，社会生活技能訓練のような誰もが理解できて実施可能な，マニュアル化された技法の広がりが影響していると考えられる．絵画療法・箱庭療法・心理劇なども精神療法としての治療構造が明確で理論化されているため理解されやすく用いやすい．身体疾患は患者の治療動機が明確で，治療内容が理解されやすいため，意図せずとも治療構造が成立している．

精神科作業療法は作業活動を媒介とした精神療法であるため，作業活動の精神療法的活用と精神療法の治療構造を理解することで，精神科作業療法の治療構造とその治療的意義が見えてくる．客観的に理解できる治療構造は，治療の道筋を示し，治療効果を振り返ることができるため実践理論の確立につながる．

1. 精神療法の2重の治療構造

POINT

◆外面的治療構造とは，治療契約のことである

◆内面的治療構造とは，患者と治療者の心理的治療関係のことである

精神科作業療法の治療構造を理解するために，まず精神療法の治療構造について説明する．

精神療法は，患者と治療者との対人関係の上に成り立つもので，言語的・非言語的交流のなかで展開される．精神療法を受ける患者の心の根底には，意識的にも無意識的にも耐えがたい孤独があり，悩みや不安，絶望感を抱いている．そして，自尊心を保障されることを願い，その思いを受け止めてほしい，共有・共感してほしいという切実な思いがある．

精神療法の治療構造には，外面的治療構造と内面的治療構造がある[1]（**図1**）．外面的治療構造とは，面接の頻度・時間・場所・料金など，面接を支える治療契約または治療同盟のことである．約束した時間と場所以外では原則として会わない．このような約束は，患者に面接の時間を日常生活の時間の流れから区別し，特別な治療的意味を与える．この特別な時間と空間は，日常生活から区別された枠となるため，意識的にも無意識的にも抑圧された思いが表現されやすくなる．その一方で，抑圧された感情や思いが日常生活のなかで行動化されないように保護する機能がある．そのため，外面的治療構造は患者に安全感を提供するとともに，患者を保護する重要な構造（枠）である．

内面的治療構造とは，患者と治療者の心理的関係である．決まった時間に必ず自分を待って

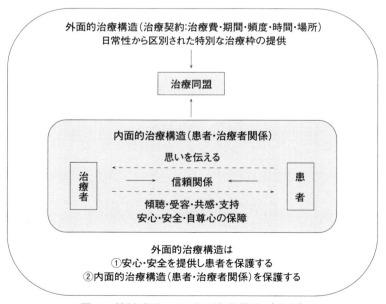

図1　精神療法の2重の治療構造（中山）

くれている治療者がいる．混乱した患者は耐え難い不安と苦しみのなかで，自分の思いを伝えようとする．治療者は患者の自尊心を保障して，批判も否定もせず，受容し共感し，理解しようと努める．こういう関係性を治療者が一貫して提供することが患者に安心感と安全感を与え，信頼関係を築くことにつながる．

一方，患者と治療者の関係は，患者の病理と治療者自身の内面性の相互関係により変化する

ため，治療者の許容量を超えて，治療者を揺り動かすことがある．そのような時，外面的治療構造が内面的治療構造を保護するという役割を果たす．

治療構造は，初心者ほどルーズにしがちであり，経験豊富な治療者ほど自然に上手に守っている．

治療者は治療構造を常に意識し，治療がどのように展開しているかを俯瞰する必要がある．

2. 精神科作業療法の4重の治療構造

POINT

◆作業療法は，治療契約，作業療法室，作業活動，患者・治療者関係という
4重の治療構造をもつ

精神科作業療法（以下，作業療法）の治療的要素は，従来，非言語的交流・作業活動自体の治療的要素・治療者自身の治療的活用の，3項目が挙げられているが，その背景は力動精神医学的解釈と作業活動の治療的要素が主であり，作業療法独自の治療構造を考える視点がなかった．

精神療法は，治療契約という外面的（物理的）治療構造と，患者・治療者関係における内面的（心理的）治療構造の2重構造であることを説明した．そして，作業療法には治療契約という外面的治療構造に加えて，作業療法室というもうひとつの外面的治療構造がある．その内側にある作業療室で行われる作業活動は患者と治療者を媒介するもので，その使い方によって，外面的治療構造にも内面的治療構造にもなり得る自由度をもった構造である．そして，精神療法と同様に，患者と治療者の心理的関係で

ある内面的治療構造がある．つまり，作業療法は4重の治療構造を形成しているのである（図2）．これは他の精神療法にはない，作業療法特有の治療構造であり，疾病性・事例性・個別性に依存しない基本的な治療構造である．

治療構造とは，対象となる患者に対して，最も適すると考えられる手順や方法の提供であり，すべての治療行為に存在する．外科に例えるなら説明と同意が外面的治療構造の治療契約であり，手術室が作業療法室である．メスや生命維持装置などの医療機器が作業活動で，手術を受ける患者と医師の関係が内面的治療構造である患者・治療者関係に相当すると考える．このように考えると，どれに不具合があっても，どれが欠けても手術が成功しないことと同様で，作業療法においてもいずれの治療構造に不具合があっても，欠けてもうまくいかないことは自明の理である．

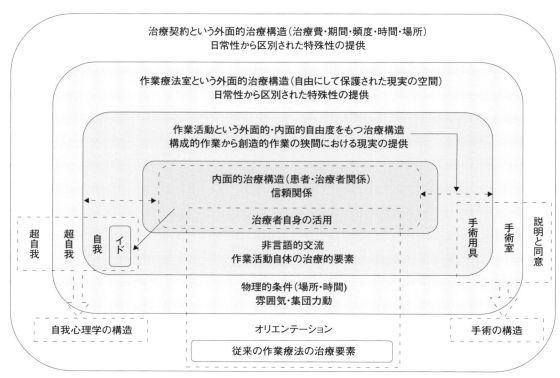

注：作業療法の4重の治療構造を従来の作業療法の治療要素，手術の構造，自我心理学の構造との
　　関係を示す

図2　精神科作業療法4重の治療構造（中山）

　最近，疾患別作業療法が整理されてきている
が，基本となる治療構造を理解して介入するこ
とが重要である．

　作業療法を理論的に遂行するためには構造化

すること，可視化することである．構造化され
たもの，可視化されたものは明瞭簡潔でわかり
やすく納得できる．

〈治療構造1〉治療契約という外面的治療構造

1）治療契約の治療的要素

◆導入時オリエンテーションは，治療契約である

◆治療契約は，患者に特別な時間を意識させる

　治療契約は，精神療法の治療構造で説明した
ように，患者と治療者との約束ごとで，具体的

には治療費・治療期間・治療回数・治療時間・
治療形態・治療空間などの治療的説明であり，

今日でいう説明と同意と考えてよい．治療契約を結ぶということは，患者に日常性から切り離した特別な時間を意識させることになり，治療への動機づけと構えを与えるという機能がある．加えて，この枠が患者の行動化や治療者への過剰依存を抑制し，患者と治療者を守ってくれる．治療契約は治療構造のなかで最も設定しやすく，明確でわかりやすい要素であり，導入期において非常に大切な手続きである．自我心理学でいう超自我の役割をもつと考える．

治療契約という枠から逸脱する行為，たとえば，遅刻・欠席・途中退席，逆に約束した治療時間以外に頻繁に交流を求めてくるということが，患者を理解する情報になるが，この治療契約を曖昧にしていれば，逸脱行為に疑問を抱くことがない．

また，曖昧な治療契約は，治療者自ら治療構造を崩してしまうことになる．臨床現場では，患者の情報を得るため，患者との関係を深めるためという理由で，状況をわきまえずに病室を訪ねることがある．また，臨床実習指導者が実習学生に，時間があれば病棟や病室に行って患者と接して情報収集をしてくるように指導することがある．このようなことが日常的に行われると，特別な治療時間という意味合いが失われ，患者は作業療法を気晴らしや遊びとして認識することになり，時にはドロップアウトする．これを患者側の問題として理解することが多いが，治療者側の問題でもあり，治療者の無知によって引き起こされたといっても過言ではない．無秩序で治療的に意味のない接触は，侵襲的で非治療的な行為になることがあるので避けるべきである．

また，作業療法は治療契約ではなく，導入時面接，または導入時オリエンテーションというとらえ方で開始することが多い．そのため，「作業療法とは，絵を描いたり，手工芸をすることで気分転換をしたり，悩みを解消したりする治療です．好きな作業を選んでください．最初は気分転換のつもりで参加してもいいです」などと曖昧な説明になり動機づけも弱い．治療契約と動機づけには，患者が納得できる具体的な方針を提示することが重要である．

外面的治療構造を壊す原因はほかにもある．他職種の作業療法に対する治療的認識が低く，気晴らしやレクリエーション的感覚でとらえられていると，病棟スタッフが病棟の日課や外出を優先することがある．時には，欠席を確認すると，すでに退院していたというようなこともある．このようなことが頻繁に起こると，患者の作業療法に対する治療的意識が低下する．作業療法の治療的意識を浸透させることができなかった作業療法士に問題があることは否定できない．

治療構造の取り扱いで注意するべきことは，治療構造を守ることと杓子定規な管理的対応を混同しないことである．統合失調症やうつ病においては，患者の状態に応じて柔軟に対応することも必要であり，境界型パーソナリティー障害においては，限界設定を含めて治療構造を守ることで患者・治療者関係を保つことができる．つまり，治療構造を心得たうえで，患者の状態像や疾病性に応じて柔軟に対応することが肝要である．

2）治療期間・頻度・時間の治療的要素

◆治療契約における治療期間・頻度・時間は，外面的治療構造を構成する
◆治療期間の設定は患者に動機づけを与え，治療者には責任を与える

治療期間・頻度・1回の治療時間を設定することは，外面的治療構造を構築するうえで非常に大切な治療的要素である．しかし，一般的に行われている作業療法では，病棟の日課を優先した週間プログラムを立てていることが多く，その治療的要素はあまり重要視されていない．

治療期間は，身体疾患であればおおよそ見通しがつくため，具体的な治療目的や方法とともに説明される．見通しを提示すれば，患者は苦痛に耐え，病に立ち向かうことができる．

しかし，作業療法は治療目標に対する介入効果や到達点が不明確であるため，治療期間を提示することがむずかしい．このことは，患者にいつまで作業療法を続けなければならないのかと不安を抱かせ，動機づけを低下させる．それだけでなく，治療者自身の動機づけや責任感までも低下させ，治療目標を曖昧にしてしまう．誰しも，この治療は何のために，いつまで受けなければならないのか，いつまでこの薬は飲まなければならないのかなどと考えるのは当然である．目標のない努力は耐えがたいものである．治療期間を区切るということは，治療者には治療者としての責任と目標を意識させ，患者には与えられた期間のなかで回復に向けて治療に取り組む意識をもたせることになる．これが治療同盟である．

治療であるからには，見通しをもって，より具体的な治療目標を提示して，暫定的でもよいので治療期間を示し，患者と共に目標に向かって進むべきである．見通しがあれば客観的に治療効果を検証することができ，より効果的な方法を模索できる．見通しがなければ効果の検証はできず，過ちにも気づかない．

1週間の治療頻度については，患者の心身の状態とモチベーション，治療目標と治療期間，そして選択した作業活動の作業工程などの兼ね合いによって決められる．まずはあまり疲れさせず，継続可能な頻度がよいと考える．

1回の治療時間についての考え方も同様だが，時間には物理的時間と感覚的時間があり，興味の度合いや集中の度合いによって，30分を1時間と感じ，逆に1時間を30分と感じることもある．就労などで必要な持久力の向上を目的にする場合は物理的時間を優先するが，多くは物理的時間よりも感覚的時間を優先したほうがよい．つまり，患者が感じる時間を優先して考えるということである．ただし，導入時はあまり疲れさせない程度の時間でとどめるよう，治療者が注意を払うべきである．また，患者は自分の心身の状態や欲求を省みることが上手くないため，回数と時間は余力を残す程度の腹八分を治療者が見極める必要がある．100％の満足や疲労感は次回への動機を低下させることがある．80％程度の満足は次への楽しみを残してくれる．

このように，期間・頻度・時間を設定すると

いうことは，患者にも治療者にも特別な枠組み
を与えることになる．日常性から区別すること
で治療のための特別な時間であるという特殊性
を意識させることが，その後の治療展開に大き
く影響する．

　加えて，時間的距離である頻度や時間の増減
によって，患者と治療者の心理的距離を操作す
ることができる．頻度や時間を増やせば，心理
的距離は近くなり，減らせば遠くなる．治療者
の許容量を超えるような依存性が強い患者に
は，頻度や時間で心理的距離をある程度操作で
きる．制限された治療時間は，特殊性をより意
識させることになる．

〈治療構造２〉作業療法室という外面的治療構造

1）作業療法室の治療的要素

POINT

◆作業療法室は，特別な治療空間を提供する外面的治療構造である
◆作業療法室は，自由にして保護された現実の社会的空間を提供する

　作業療法室は，治療契約と同様に患者だけで
なく，治療者にも特別な枠組みを与える．病棟
の生活空間とは異なる特別な場所に出向くとい
うことは，患者に日常性から区別させ，治療の
ための特別な場所であるという特殊性（非日常
性）を意識させる．そのため，作業療法室に出
向くこと自体が，治療的構えを醸成する．そし
て，作業療法室で行われる作業活動は，患者の
主体性を尊重した，自由にして保護された現実
の空間を提供する．つまり，作業療法室は，作
業療法士と集団に見守られた社会的構造をもつ
特別な空間と時間である．ここに特別な空間と
時間を提供するという特殊性（非日常性）のな
かで生活に身近な作業活動（日常性）を行うと
いう「特殊性のなかにおける日常性と社会性の
提供」という作業療法独自の治療構造がある．

　作業療法室は治療契約とともに重要な外面的治
療構造を構成し，この２つの外面的治療構造
は，自我心理学でいう超自我の役割を果たし，
患者のみならず治療者も保護する機能がある．

　これまで，作業療法室は施設基準を確保する
ために法的に必要不可欠なものと考えていたた
め，この特殊性に気づかなかったが，作業療法
室は他の療法にはない，治療のための特別な空
間を提供していると考える．このように考える
と，日常生活の空間である病棟ホールなどで行
う作業療法は，なんらかの方法でその空間を区
切り，特殊性を設定するような治療的工夫が必
要である．また，十分な治療施設がない場合
は，空間を衝立で区切るなどして治療目的に適
した物理的構造を工夫する必要がある．

2）作業療法室は自由にして保護された現実の社会的空間

 POINT
◆作業療法室は，自由と責任という社会性を醸成する
◆自由と責任が保障された主体的作業活動は，自我機能の成長を促す

作業療法室の「自由にして保護された現実の社会的空間」とは，患者が作業療法士と作業療法室に守られ，主体的作業活動による現実の体験をするなかで，作業療法士が自由と責任を提供する場である．

主体的作業活動とは，生きた活動を体験させることである．生きた活動とは，自由と責任のもとで自発的・主体的に，何かを成し遂げる喜びをもって行動することである．行動や道具の使用を管理された活動は生きた活動にはならない．

自由を保障され，責任を与えられるということは，患者の自己価値観や社会的認識を誘発し，治療者との信頼関係を深める．信頼関係が深まれば，治療者の患者に対する受容性や許容性が広がり，作業療法室内での患者の自由度が広がる．その結果，患者は主体的に活動する喜びや楽しさを知り，管理されることに不自由を感じ，責任を遂行するようになる．この体験の繰り返しが，病的世界（病棟生活・病的精神内界）からの離脱を促し，自分の存在感や価値観，自己肯定感を感じとるようになる．閉鎖病棟の患者に限らず，開放病棟の患者でも「作業療法室は気が晴れる，雰囲気が違う」と話す．

患者は，作業活動を通して治療的に操作された作業療法室という世界で，自己の存在感を獲得し，自我機能が成長する．これは，民主的運営である自由と責任と活動を柱とした治療共同体の理念に通じる．

治療という名のもとに規則を強いる治療者は，自分の非人間性に気づかない．管理的対応は非治療的環境を助長する．管理する側とされる側という非治療的関係では治療者が主体となり，患者は主体性や自律性，自己決定権をなくす．精神医療においては治療と管理は両刃の剣で，患者だけでなく治療者をも苦しめる．作業療法室にはさまざまな道具があるため，ある程度の管理は必要である．患者を守るための治療的管理は必要だが，子供扱いするような管理や規則は可能な限りなくすべきものである．

うつ症状と適応障害で，5年以上にわたり，年に数回の入退院を繰り返した患者

　作業療法では人との交流を拒むような印象で，読書や書道を淡々と行い，遅刻したり早退したりとマイペースで協調性がなく，自発的対人交流はほとんどなかった．しかし，入院すれば必ず作業療法に参加し，2カ月間程度で安定して退院していった．

　そのような状態で2年ほど経過したころから「また調子を崩して入院しました．作業療法に参加するので，よろしくお願いします」と挨拶して参加するようになった．作業療法では防衛的印象が消失し，リラックスして表情も穏やかになり，自発的対人交流も多くなった．作業活動を楽しむというより，批判されることなく，ありのままの自分を受け入れてくれる，安心して過ごせる空間に安らぎを感じていたようである．その後も入退院を繰り返し，「また来ました」と臆することなく作業療法に参加していたが，徐々に入退院の繰り返しが少なくなり，最近の2年間は外来診療で社会生活を維持している．

　入退院の繰り返しは，回転ドア現象として否定的にとらえられることが多いが，安らぎを求めての現実逃避と考えられる．現実との折り合いをつけるのは時間がかかる．作業療法室という自由にして保護された治療的・社会的空間が患者を受け止め，自分を見つめ直すきっかけになったようである．「また来ました」という言葉の裏には，現実との折り合いをつける心の作業をしている様子が感じられた．来なくなったということは，患者にとっての作業療法を必要としなくなったということであろう．

3）作業療法室の集団力動がもつ治療的要素

POINT
◆自由と責任が保障された治療的環境は，自己治癒力を高める
◆作業療法室の治療環境は作業療法士の治療的自我と集団の操作に影響される

　作業療法の治療形態は，個人作業療法や集団作業療法以外に，治療契約上は個人作業療法であっても実際は一人の作業療法士のもとに複数の患者が集まる形態がある．それは，治療者と時間・空間を共有する［1対1］の関係が同時に複数存在する集団構造である．このような構造を個人作業療法というのか集団作業療法というのか，作業療法士によってその考え方は異なるが，ここでは集団作業療法と呼ぶ．

　集団作業療法は，自由参加の開放集団とメンバーが決められた閉鎖集団に分けられる．20名前後の集団作業療法はほとんどが開放であり，レクリエーション的要素が強い．10名前後の集団作業療法は活動別にグループが構成されていることが多く，開放・閉鎖はその治療目的によって決められる．治療的要素は，どのような治療形態で行うかという治療構造によって異なる．

集団の第1段階は，各人がおのおのの作業をして，単に場を共有するというパラレルな関係の集団，第2段階は協働作業という目的のためにその場を共有する集団，第3段階は協働作業を介し，自発的に協力しあえる集団，第4段階は状況に応じて各人が種々の役割を臨機応変にとれる集団であると考えられる．患者の適応レベルや治療目的に応じて，4段階を目安に集団を構成するとよい．

集団療法は，疾病性や障害レベルが近い場合はまとまりやすいが集団力動が少ない．疾病性や障害レベルが違い過ぎると集団療法としてのまとまりがむずかしい．ほどよい幅をもたせた集団は，効果的な集団力動が働く．

いずれにしても，個室で行われる個人作業療法以外はほとんどが集団であるため，そこには当然集団力動が働く．また作業療法室ではさまざまなプログラムとグループが同時に進行することがあり，各集団内の力動だけではなく相互に影響し合う．

作業療法室という外面的治療構造がもつ治療的意義を発揮させるためには，作業療法室全体の治療的環境を高めることが重要である．治療的環境は自己治癒力に影響を及ぼすため，作業療法士は作業療法室全体の集団力動を理解し，治療的に操作する必要がある．また，作業療法室をシステム論でとらえ，病院内のシステムのみならず，その上位システムである病院から地域社会のなかでの役割まで含めて考えると，自分の行う作業療法の方向性が明確になる．

注意すべき点は，集団療法とは集団力動を利用して個人に変化を及ぼすことが目的であり，集団を上手くまとめることが目的ではないということである．

これまで筆者は，長期入院の慢性期患者を主に担当してきたため，治療共同体的運営を柱に集団療法を行ってきたが，最近では短期入院・地域支援・リワークなどの就労支援と状況が変化しているため，患者や治療目的に応じて治療構造を検討する必要がある．

〈治療構造3〉作業活動という治療構造

1）作業活動は治療構造を操作できる

◆作業活動は使い方により，外面的治療構造にも内面的治療構造にもなる
◆作業活動は，患者と治療者との心理的距離を操作できる

作業活動は患者と治療者の媒介をするもので，治療目的・患者の精神状態や能力・治療者との関係性を考慮して適用する．作業活動は構成的レベルから非構成（創造）的レベルの間で適用できるため，外面的治療構造から内面的治療構造の間で操作できる自由度をもつ．

構成的作業活動は，単純作業の繰り返しか，決められた手順で完成させることができる．手順が決まっていると見通しがききやすく，失敗の危険性も低い．また対人交流の必要性が少な

く，極力避けることもできるため，患者も治療者も安心して取り組める．また，自閉することで自己防衛している患者にとって，自閉を保護するという外面的治療構造の機能をもつ．自閉を見守られて，侵襲性がなく，安心できる空間（作業療法室）での作業活動による実践的行動は自己存在感を与える．そして，活動性の向上や生活空間の拡大を可能にし，患者は対人交流が芽生え，自閉性から脱出することもある．神田橋[2]のいう「自閉の利用」に通じるものである．

　また，対人距離が上手くとれない患者には，治療者が頻度や時間の増減を行うことで心理的距離を操作することができる．依存性が強い患者で，治療者の許容量を超える場合や，治療的に距離を置くべき場合は，頻度や時間などの治療契約を守ることで，心理的距離を保つことができる．つまり，構成的作業活動は，非言語的交流で対人距離を確保でき，外面的治療構造としての役割を果たしてくれる．

　一方，患者・治療者関係を深め，患者の内界を計り知り，患者の思いや感覚をフィードバックするためには自由な言語的交流が必要である．構成的作業活動は単純作業であるため，一度覚えれば活動中であっても言語的交流がしやすい．また，作業活動自体に対人緊張を緩和させ，無意識に内界を吐露させる作用があるた

め，患者の内界や治療者との関係性を理解しやすく，内面的治療構造の役割も果たしてくれる．つまり，構成的作業活動は，使い方によって外面的治療構造にも内面的治療構造にも活用でき，その幅のなかで調整できる機能をもつ．

　非構成（創造）的作業活動や複雑な工程の作業活動には，さまざまな精神（認知）機能が求められるため，治療者の援助や教授，協働作業が必要となる．そのため，患者・治療者関係の心理的距離を深め，内面的治療構造として活用できる．

　また，自己価値の承認から自信づけそして自己実現へ，依存から自立そして自発性へという間で治療目標を考え，その治療目標に応じて構成的作業から非構成（創造）的作業の幅の中で調整して用いることも可能である．同様に，持続力や注意集中力などの精神機能の改善も目標レベルに応じて，作業活動を調整して用いることができる．

　外面的治療構造である治療契約と作業療法室を超自我，患者の内面的欲求をイドとするなら，それを調停する作業活動は，自我の役割を果たすと考える．

　精神療法を専門的に学んでいない作業療法士にとって，作業活動は対人距離を治療的に操作できる手段として欠かせない治療構造をもつ．

ここで」という現実世界での自己と対象（他者および事物）の認知とその関係性の体験であり，混乱した方向性のないエネルギーを収斂し，現実に向かわせるものである．この現実体験は，自閉性からの脱出を促し，身体感覚や言語レベルを回復させ社会性を獲得させる．そして，現実世界を体験することで，時の流れを認識して，過去を振り返り，未来への志向性を抱き，自己の歴史性を回復させる（図3）．

また，作業活動は現実であるため言葉を介して知ることができないこと，日常生活では見られないこと，想像もできないこと，無意識レベルのことが表現されやすい．

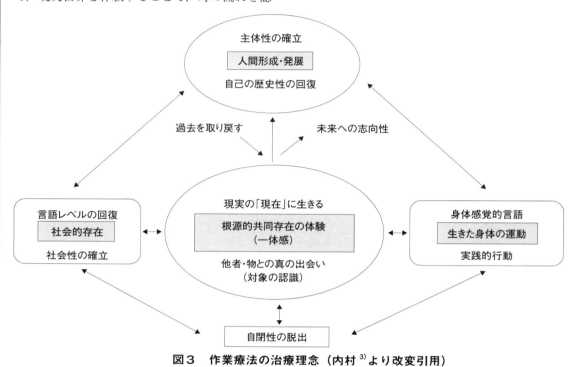

図3　作業療法の治療理念（内村[3]より改変引用）

事例紹介

作業活動により過去の記憶を言語化した患者

高校1年の男性で登校拒否と家庭内暴力で入院となり，作業療法を受けることになった．本人の希望もあったが，衝動性の発散を目的に陶芸を開始した．多くの患者は土練りにはあまり時間をかけず作陶に取りかかるが，本症例は粘土が乾いても止めようとはせず，作陶を勧めても何度も水を加えて土練りを続けた．衝動性を発散しているようでもあり，幼い子が泥遊びや砂遊びをしているような印象でもあった．

尋ねると，「僕はお母さんから，汚れるからと叱られていたので，泥遊びをした思い出はないです」と話し，幼少期の親子関係が垣間見えた．衝動性を発散させることで，過去の思い出を言語化できたのかもしれない．主治医の数カ月間の診察では語られなかったことであり，作業活動によって過去が今に反映されたと考えられた．

言語的精神療法は，作業療法のように形として残らないため，可視化できない共感・共有体験であるため見つめ直すことがむずかしい．加えて，実践体験ではないため，認知機能に直接働きかけることもむずかしい．

近年，多くの精神疾患には基本症状として認知機能障害があるとされている．筆者も統合失調症をはじめとして，うつ病，認知症，発達障害，左半側空間無視などの認知機能を精神生理学的に研究してきたが，認知機能が生活機能や遂行機能に関連していることは明らかである．作業活動はさまざまな認知機能が駆使されるため，認知機能への効果も期待される．

（2）　作品が完成するという意義

◆完成できない，有能感を体験できない作業活動は提供しない
◆作品を完成させる過程で，始まりと終わりを体験し，時の流れを実感する

従来の作業療法は，作品の完成より，その過程に治療的意義があるとしていたが，少なくとも完成しないより完成したほうがよいことは確かである．完成できない作業活動，有能感や自己効力感を得られない作業活動はさせないことである．過去に成功体験が少ない患者にとって，完成できないことは，さらなる失敗・傷つき体験につながる．あえて失敗体験を見まもることはあるが，それは将来的に意味ある失敗体験にするという治療的見通しがある場合である．しかも，治療者に患者の失敗体験を受け止め，次につなげる技量があることが前提である．

治療者が見立てを誤ると，患者に能力以上の活動を提供することがあり，また，その時の精神状態によって完成が危ぶまれることがある．その際，協働作業とはいえ治療者が抱え込んで完成させることになる．患者は「先生が手伝ってくれたからできた」と感じる．そこで心がけることは，共に作り終えたという共有感と有能感がもてる支援の仕方をすることで，してもらったという思いを与えないことである．して

もらったという思いは，「やっぱり自分はできなかった」という無力感を与えることになり，作業療法への動機づけが低下する．

活動中に依存を繰り返したり，完成が間近になってくるとためらいはじめて作業を止める患者がいる．治療者は，患者の自主性を育てるという大義名分のもとに無視することがある．これは治療者としての責任を放棄することであり，治療者自身の逆転移感情を吟味する必要がある．患者の依存的態度やためらいは，それ自体が失敗の不安や自信のなさのサインかもしれない．依存の裏に潜む思いや意味を考え，受容的・支持的に対応する必要がある．

導入期の作業活動は，患者の能力と同等か，少し上回る程度がよいとされているが，筆者は患者の失敗体験を避けるために，予想するより少し低い程度がよいと考える．導入期の失敗体験は，自己否定や作業療法に対する被害感につながり，継続をむずかしくする．

また，患者は過去にできなかったことを取り戻そうとしたり，理想自我を達成するために自分の能力以上の作業活動を希望したりすること

がある．患者の希望を汲んで，安易に取り入れると早々に行き詰まり，結果として作業療法を拒否したり，作業療法士に対する被害感を抱くことになる．希望を受容しつつ段階づけのなかで上手に軌道修正し，折り合いをつけた作業活動を提供する必要がある．時として，作業活動は患者をできることとできないことの現実に直面化させるが，適切な対応がなされれば現実検討を経て障害受容につなげることができる．作業活動は，理想自我の切り捨てという喪失体験と，現実の自分を受容するという喪の作業（mourning work）になることもある．

作業療法は障害や問題点を抽出し，改善することを主目的とするが，慢性の統合失調症患者では困難をきわめることが多い．そのため，残された健康な部分に着目し働きかけること，言い換えれば，チャンネルを合わせることや交流できる部分でつき合うということから，交流の扉が開く可能性がある．作業活動のなかで何ができないのかを抽出するのではなく，何ができるのか，また，その可能性を共に探し導くことが，患者の自己存在感や自己価値観を生む．そして，作品の完成のプロセスは，創造の喜びや，自信と忍耐力を与える．それは自発性や主体性を向上させ，自己肯定感や自己効力感を促し，自我の強化につながる．

また，作品を完成するということで，始まりと終わりを体験することになる．起承転結のある生活・人生から遠のいた患者は，始まりと終わりを体験することで，過去・現在・未来という時の流れを実感できる．このように考えると，季節ごとに行われる病院行事も年月の流れを感じさせる意味では有意義である．

作業活動は QOL を向上させることは当然であるが，時として人生観も変えることがある．一流大学を出て一流企業に勤めるエリートサラリーマンが，電車に乗れないという全般性不安障害で入院し，作業療法を受けることになった．入院生活では陶芸に集中することで，終わりのない仕事のストレスから解放されたようで，外出ができるようになった．退院後は，自宅に陶芸用具を買い揃え，趣味として陶芸をしているとのことであった．外来作業療法でも陶芸を継続し，「入院するまでは，仕事が人生と思っていましたが，陶芸を知ってから，人生にはいろんな楽しみ方があることを知りました．人生観が変わりました」と話していたのを思い出す．

事例紹介

理想自我を追い求めて傷つき体験を繰り返した患者

　中学時代に統合失調症を発症して，衝動行為，激しい暴力行為を頻繁に起こし，現実的な対人交流が困難で，10年以上隔離室に保護されていた患者を担当した．隔離室から出ることを再三希望するため，主治医や病棟スタッフも自傷他害の脅威を感じつつ，問題行動を起こさないという約束のもとに開放するが，やはり衝動行為が絶えず隔離室生活が続いた．隔離室からの開放ができないため，個人作業療法は不安と恐怖を抱きつつ隔離室内で行った．導入時は隔離室の掃除やシーツ交換を一緒にしたり，入浴時には着替えの準備をしたり，時には理髪店に行けないため散髪をしたりして，身近なことから交流をはかった．半年ほどして筆者を待つような言動が出現してきた．筆者の不安も薄らいでいたので，外に出たいという患者の希望を受け止め，散歩やキャッチボールをして，交流可能な部分で時を共有した．手を振り上げて殴りかかるような衝動性を見せることもあったが，視線を合わせると躊躇した．「いま，殴ろうとした？」と問うと，笑みを浮かべて頷いた．筆者の対応を試したかのような行為だが，唯一の人間関係を守ろうとして抑制が働いたようでもあった．

　患者は中学しか出ていないという劣等感のためか，過去に満されなかった知的欲求と強靭な身体への憧れという理想自我が強く，男性雑誌や高校レベルの参考書を購入していた．そして高校レベルの参考書を持ち出し，筆者と一緒に勉強することを要求してきた．作業活動としては非現実的で患者の能力を超えたレベルであるため，継続できないことは明らかであった．しかし他の作業活動を受け入れないため，不適切とわかりつつも患者の要求を受け入れて勉強を開始した．やさしい内容を選んだが，予想通りすぐに放り出し，治療者に被害感を露わにしてきた．しかし，暴力行為に至ることはなかった．

　自我が未熟な患者に達成不可能な約束を強いることや課題を与えることは，達成できなかったという失望感と自己否定につながる．また，自我が未熟な患者ほど理想自我を追い求める傾向が強く，傷つき体験を繰り返し，自我が未熟であるがゆえに傷つき体験を受け止められず，他者に投影して被害感を生むようである．

3）作業活動の構造化（段階づけ適用）

POINT

◆作業活動は，構成的レベルから非構成（創造）的レベルの間で段階づけて活用する
◆最大限の支持から最小限の支持の間で支援する

　作業活動遂行のためには，さまざまな精神　　　　　（認知）機能が必要である．そして，必要とさ

れる機能は，作業活動の種類，内容，方法によっても異なる．また，患者の精神状態や治療目的によっても，内容や方法を臨機応変に変化させなければならない．そのためには，作業療法士は，作業活動を自由に使いこなせるよう技術を修得し，作業活動の治療的要素を熟知することが必要である．

作業活動は，構成的レベルから非構成（創造）的レベルの間で系列化できる．そのなかで，患者の治療目的に応じて作業活動を適用しなければならない．構成的レベルとはパターン化された単純作業を繰り返せば完成するもので，非構成（創造）的レベルとは自由な思考力・決断力・創造性など高度な精神機能を必要とするものである．自由度が高いほど高い能力が必要となり，さまざまな精神機能が要求される．また，言語的交流についても，話さなくてもいい作業活動から，話さなければ成り立たない作業活動まで，あるいは言語的交流がむずかしい作業活動から自由に話しながらできる作業活動まで系列化できる．編み物が未経験の患者なら，指導を受けながら編み物に集中して，言語的交流が少なくなる．熟練している患者にとっては単なる反復作業になるため，会話を自由に楽しむことができる．

たとえば，絵画の段階的適用で，最も構成的なレベルは写し絵であろう．次に輪郭が決まった塗り絵や貼り絵，次に画集などから選んだ模写といったレベルが考えられる．そして，最も非構成（創造）的レベルは，題材を自分で決める自由画ということになる．どの段階でも，対象となるの原画を決定することが必要である．自分で決めることがむずかしいなら，画集などから選ばせて模写させる．それもむずかしいなら決定範囲を狭め，2枚を提示していずれかを決定させる．それでも決定できないなら治療者が決めた1枚の絵を与えることになる．このように，作業活動そのものに含まれる治療的要素は種類・内容・方法によって段階づけができ，患者の精神機能や治療目的に応じてその提供方法を変えることができる．

また，手工芸などの巧緻的作業活動は，出来上がりの良し悪しによって失敗感を与えることがあるが，軽スポーツやレクリエーション・園芸などの粗大的作業活動は，成果を問わないため失敗感をもちづらく，情動の発散に効果的である．患者の興味や嗜好性，巧緻性，治療目的に応じて，巧緻的要素から粗大的要素の間で適切な作業活動を提供する必要がある．

作業活動を進めていく際，作業療法士の支持の仕方も大切な要素である．最大限の支持から徐々に自立を促す方向に支持を最小限にしていくことが原則である．最大限の支持とは事細かに休息まで指示し，説明し，安心できるような支援であり，最小限の支持とは可能な限り指示をせず，自由な思考で活動させることである．支持のレベルは，作業療法士の治療的見通しのなかで調節していく．

以下に，作業活動選択の具体的配慮事項を列挙する．

作業活動選択の配慮事項

①成育歴・教育歴・職業歴などを考慮する

②材質や活動による感覚入力（触感，視覚，音，リズム感など）を考慮する

③コミュニケーション能力を考慮する

④思考力・決断力・注意集中力・持続力などを考慮する

⑤嗜好性や能力に応じて，巧緻的作業活動から粗大的作業活動の間で選択する

⑥支持・教育・訓練・前職業訓練などの治療目的に応じた作業活動を選択する

⑦１回の活動時間と完成までの治療回数を考える

4）治療的名称による作業活動の構造化

 ◆治療的活動名は患者と治療者に治療という意識を維持させる

作業活動のプログラムは，趣味クラブのような名称が多い．たとえば，カラオケ・陶芸・手工芸・園芸・ヨガなどである．患者は趣味のために入院しているのではないので，音楽療法・芸術療法・園芸療法・運動療法など治療として認識しやすい名称をつけることで治療的環境を醸し出す必要がある．

最近では，社会生活技能訓練・認知行動療法などのプログラムもあり，このような作業活動名は外面的治療構造として重要であり，治療者自身にも治療行為であるという意識を維持させる．

作業活動名は，治療であることを認識させる名称を用いることが重要である．

5）作業活動の週間プログラムの弊害

 ◆マンネリ化したプログラムは慢性作業療法患者をつくる

作業療法のプログラムは，週間スケジュールを立てて長期間継続することが多い．その結果，プログラムはマンネリ化し，プログラムを遂行するために患者を動かすという本末転倒を引き起こす．つまり，作業療法士が主人公で，患者を動かすために作業活動を用いることになる．

マンネリ化したプログラムは，多くの患者が参加して問題なく完結することが仕事であると

作業療法士を錯覚させて，慢性作業療法患者と慢性作業療法士をつくる．そして，慢性作業療法士はマンネリ化したプログラムに甘んじる．マンネリ化したプログラムは，治療的な自閉の利用とは異なり，変化を好まない患者の作業活動へのしがみつきを助長するか，治療に対する動機づけを低下させることになる．

当然であるが，作業療法士の仕事は患者のために作業活動を治療的に活用することであり，

週間プログラムを遂行することではない．プログラムを発展的に改善することは容易ではないが，患者が主人公であるということを忘れず，個々の患者に対する治療的適用を常に模索することが大切である．

〈治療構造4〉内面的治療構造

1）患者と治療者の心理的関係

◆内面的治療構造とは，患者と治療者の心理的関係のことである
◆内面的治療構造は治療契約・作業療法室・作業活動の3重の治療構造に守られている

　内面的治療構造は，精神療法の2重の治療構造で説明したように，患者と治療者のそれぞれの役割とその心理的関係である．決まった時間・場所に治療者がいて，批判されることも否定されることもなく，受けとめてくれるという安心感のもとで，患者は自分の悩みや苦しみ，思いを表現する．治療者はそれを受容し，共感を表明して，理解しようとする支持的な関係である．しかし，この心理的関係は安定したものではなく，患者の精神状態や疾病性，治療者の内面性により揺れ動く．自我心理学でいうイドにたとえることができる．

　作業療法は，広義の精神療法に含まれるため，その内面的治療構造は精神療法の内面的治療構造が基本である．異なる点は，作業療法の内面的治療構造は治療契約・作業療法室・作業活動という3重の構造に保護されていることであり，その構造を守ることで，言語的精神療法に比べ，患者と治療者の心理的関係が操作しやすくなる．

2）作業活動を媒介とした非言語的交流

◆作業活動は言語的交流が困難な患者の理解と交流を容易にする
◆作業活動が患者と治療者との距離を適度に保つ

　非言語的交流とは，作業活動を媒介として患者・治療者関係を育み，同時に，作業活動という実践による精神療法である．それは急性期・慢性期を問わず，言語的交流が困難な患者との交流を可能にし，無意識レベルの表出や，言語表現の拙劣な患者の表現を助け，それにより相互理解と交流を容易にしてくれる．また，作業活動の治療構造で説明したように，作業活動が患者と治療者との対人距離を適度に保ってくれる．そのため，作業療法士が精神療法の知識や技術を学んでいなくても，自然と治療的関わりを可能にしてくれる．

作業療法が言語的精神療法と異なるのは，言語のみではなく，現実の作業活動による身体的

感覚を伴った非言語的交流ができることである．

3）治療者自身の治療的活用

◆治療者は，自分自身を治療道具として活用しなければならない
◆白衣や先生という呼称は，治療構造を構成するための大切な要素である

　人間関係は，自分の接し方が変化すればそれに応じて相手も変化し，相手の接し方が変化すれば自分の接し方も変化するように，相対的関係性のなかで変化していく．

　作業療法は，作業活動自体とそれを媒介にした相対的関係性のなかで治療が展開していく．心に障害をもった人との治療関係を発展させるには，まずは，治療者が患者の心理的・身体的ペースに合わせることから始まり，治療者のペースや思いを優先させるべきではない．言い換えるなら，「侵襲的な介入はしない」「安心できる対象になる」「安心できる関係を築く」ということである．そのためには，まず治療者自身が自分を知るということが重要である．自分の性格の長所や短所，人間関係のパターンや，自分が他者からどのように見られる傾向があるのかなどを知ること，つまり自己洞察することである．他者から思われる自分を否定しても，発展的人間関係は築けない．自分で思う自分と，他者から見られる自分を含めて自分であるということを受け入れること，いわゆるメタ認知が自己の治療的活用の第一歩と考える．

　作業療法士によっては，白衣や先生という言葉は権威の象徴であるため，患者との距離が遠くなりラポールが育まれないとか，治療者と患者が平等でない関係は治療的でないとか，先生

と呼ばれるほど偉くないなどというような理由から，あえてスポーツウエアなどを着用し，先生と呼ばせないようにしていることがある．権威を否定し，平等という名のもとに行うというと，いかにも崇高な治療理念であるかのような印象を受けるが，平等であることをことさらに言うまでもない．

　また，患者・治療者関係において，親しい関係，あるいは馴染みの関係を重要視する作業療法士がいるが，単なる親しい関係・馴染みの関係で治療展開が望めるのか，はなはだ疑問である．

　これらをすべて否定するつもりはないが，筆者は白衣を着ることや先生と呼称されることを肯定的にとらえ，状況や関係性に応じて，謙虚に利用することを勧める．それは治療者が相互自律の関係を保障してさえいれば，権威を認めることがヒエラルキーをつくることや平等な患者・治療者関係を崩すことにはならないからである．この白衣と先生という言葉は，治療構造を構成して，信頼関係を構築するための大切な治療的要素になると考える．そのため，白衣を着ることや先生という呼称は患者や状況を考慮して，治療的視点をもって使用する必要がある．治療者にとってはスペシャリストとしての技量と責任が求められ，自らを戒めるものとな

る．患者には，白衣や先生という言葉に潜む，よい意味で権威に裏打ちされた信頼感を与えることになると考える．

急性期の混乱した患者，認知症の患者の前にスポーツウエアを纏った作業療法士が立つと，どのような人物に映るであろうか．親しみを抱いてくれるかはなはだ疑問である．得体の知れない人物に脅威の念を抱くかもしれない．白衣は明らかに医療者であることを知らしめてくれる．筆者は，白衣を着た瞬間に緊張感と責任感が湧いてきて，作業療法士としての構えができ

る．

また，患者は職員たちの普段の姿をよく観察している．スタッフルームでの態度，通勤時の服装や様子などを観ているので，ぞんざいな言動や遊び着のような服装は医療者としての品位を下げ，信頼のおけない印象をもたれるので慎むべきである．

作業療法士は，患者・治療者関係を客観的にとらえ，自分自身を重要な治療道具と認識し活用しなければならない．

3. 作業療法における導入時面接と評価

1) 導入時面接の方法

◆初回面接の開始前に情報収集をしてリスクを確認する

◆面接と評価は情報収集から始まっている

◆面接は入院生活などの現実的内容を問うことから始める

◆作業療法の目的は患者本人に直接関係する具体的事柄に基づいて理解させる

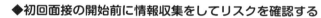

作業療法は医師の処方により開始され，まずは，カルテや他職種から患者の情報収集をすることから始まる．情報収集において重要なことはリスク管理である．聞いてはいけないこと，易刺激性や衝動行為の危険性，入院形態の確認は基本事項である．また，事前に情報収集をすることで，面接で得た情報と比較して，患者の記憶や見当識などの精神状態を知る手がかりになる．

たとえば，入院年月日や年齢を問うた際，カルテの情報と異なることがあれば，それだけでも精神機能や心理的内界を知る重要な情報になる．事前に収集した情報と相違がなければ，見当識や記憶障害はない可能性がある．家族構成が情報と違っていれば，家族関係に疑問をもつことができる．

臨床実習において，学生が担当患者に先入観を抱くと自然な交流ができず評価に影響を及ぼすとして，情報を与えずに交流することを推奨する指導者がいるが，きわめて非治療的で危険な指導である．

初回面接は自己紹介から始まり，面接の目的・所要時間・秘密保持の保証・面接場所の了解をとって開始するが，そこからすでに観察評

価は始まっている.

　治療者は,穏やかで安定した受容的・共感的・支持的な態度で,喋りすぎず患者のテンポより遅いくらいの話し方がよい.患者のペースを追い越すことは,患者の思いや考えを追い詰め,遮ることになり,不安や脅威を与えることがある.視線は同じ高さで,自然に視線を外すことができる位置と距離を保つことが望ましい.対面や上からの視線は緊張を高める.

　矢継ぎ早に唐突な質問を繰り返すことや,前置きもなく病状を問うことは侵襲的行為であるため,患者は不安と緊張感で防衛的になり,口を閉ざして情報不足になる.また,話の連続性に欠けるため混乱させることにもなる.会話の連続性をもって,傾聴できる流れをつくるためには,現実的な入院生活の状況などを自然に問うことから始めるとよい.

　具体的には,1日の生活状況や1週間の過ごし方,次に入院してよかったこと,入院生活のよいことや楽しいことや困っていることなどを聞けば,生活パターンや対人関係の在り方の見当がつく.生活パターンや対人関係の情報は,患者の都合を配慮した作業療法プログラムを計画することに役立つ.また,これらの情報は作業療法の具体的な目的につながる.

　次に,患者の状態を診て,面接の継続が可能と判断できれば,生活パターンの情報に関連づけて,入院前の生活状況から入院に至った経緯や入院時の状態(症状),現在の状態(症状)を無理のない範囲で尋ねる.入院時の状態と現在の状態を比較することは,情報として非常に重要である.それは,患者自身に入院生活による変化を振り返らせることになり,その変化を話題にすることで作業療法の治療目的が整理され,導入への動機づけを高めることができる.つまり,作業療法導入は一般的な説明や単なる作業療法室の見学ではなく,初回面接で得た情報から,患者本人の問題に直結するような治療目的を説明することで,患者を納得させて動機づけすることである.このような一連の面接評価で,言語的情報以外に,観察評価として精神症状・心理状態・対人関係能力などをおおまかに把握できる.

　導入時治療方針は,これらの情報をもとに,治療目的とそのための作業活動種目,頻度,期間を提案して同意を得る.1回の面接や見学で決定できない場合は,見学参加を繰り返しながら絞り込むことになる.

　初回面接の終了に際して注意することは,必ず次回の参加日時と作業療法士が迎えに行くのか,患者自ら来てもらうのかを明確に伝えることである.

2)　評　価

　評価方法には,情報収集・観察・面接・検査がある.観察や面接には,精神医学の知識と面接技術が必要である.評価項目は精神症状,対人関係(患者・治療者関係,集団内関係),作業活動(課題遂行)における精神(認知)機能,生活障害,健康面,QOLなどである.

　精神科作業療法には,残念なことに科学的・統計学的に信頼性を得た独自の評価方法がない.そのため,関連領域の評価方法を使用することになる.代表的な精神症状評価には,陽

性・陰性評価尺度（PANSS；Positive And Negative Syndrome Scale）[4]や簡便型精神症状評価尺度（BPRS；Brief Psychiatric Rating Scale）[5]などの半構造化面接があるが，技術講習とトレーニングを受けないと信頼性がある評価はできない．社会生活機能に関する評価は，精神障害者社会生活評価尺度（LASMI；Life Assessment Scale for the Mentally Ill）[6]が参考になる．

3）評価における注意事項

評価は，患者にとって侵襲的な行為であるが，身体疾患の評価は，治療に必要な行為として患者が認識しているため同意を得やすい．しかし，精神疾患では，自然観察以外の評価，特に心理テストなどの検査は，病識の有無や自己防衛機制などの影響で，同意を得られるどころか，被害的にとらえられて拒否されることもある．面接においても，質問の仕方によっては猜疑心を抱かせることがあるため注意を要する．以下に，評価における注意点を列挙する．

①治療者の価値基準でとらえない．

②信頼性・妥当性・客観性が証明されている評価を使用する．

③一定の基準で，経時的・横断的に比較することで，変化や行動特性を把握する．経時的とは，過去と現在，横断的とは異なる状況での比較や複数の対人関係の比較などである．

④重症度は，症状（障害）の強さ，症状（障害）の頻度と持続性，症状や障害が与える作業活動遂行や生活機能への影響を評価する．

⑤自然観察の評価以外は，侵襲的行為なので不用意に使用しない．

⑥評価することにとらわれず，治療を優先する．評価のための評価をしない．

⑦評価は患者の一部分の情報であるため，多くを理解したつもりにならない．

⑧誤っているかもしれないという謙虚さと自戒をもつ．

⑨症状や障害の評価だけでなく，健康な部分（残存能力）の評価も行う．

⑩障害を直視させるような評価方法，ネガティブな評価結果は，患者の自己価値観の低下や自尊心を損なうため取り扱いに注意する．

⑪改善が認められたポジティブな評価結果は，患者の自己価値観や自尊心，治療への動機づけを高めるためフィードバックする．

⑫薬の効果と副作用を考慮して評価する．薬の変更による変化も注意する．

4. 作業療法における治療の構造化（治療計画）

◆構造化された治療目的と治療計画は，患者を納得させる
◆曖昧な治療計画は効果を検証できない

　障害とは，解剖学的・生理学的・機能的・生活・人生の構造が順に崩れた状態であると考える．たとえば，機能的障害は心理社会的な問題も含めて生活の障害を起こし，生活の障害は人生の障害につながることもある．その再構造化（リハビリテーション）に関与する作業療法士は，どの構造レベルに介入するのかを明確にして治療目的を整理し，その目的に対応した治療計画を立案しなければならない．

　作業療法の治療計画は，4重の治療構造に当てはめて，時間・空間・作業活動・人の4要素に構造化することで具体的になる．計画した治療構造は，その根拠を説明できなければならない．曖昧な治療構造は説明ができず，その効果を検証できない．構造化したものは理解されやすく，共有化することができる．以下4要素の構造化について説明する．

1) 時間の構造化

　治療目的や患者の心身の状態に応じて，おおよその治療期間，1週間の治療回数，1回の治療時間，治療開始時間を考える．

2) 空間の構造化

　治療目的や患者の対人関係能力や精神状態に応じて，パーソナルスペースを確保する空間，他患者と共有する空間などの治療的環境，作業活動の種類に応じた雰囲気や広さなどの環境を考える．

3) 作業活動の構造化

　治療目的や患者のニードと能力に応じて，作業活動の種類と構成的レベルから非構成的レベルの間で段階づけて考える．

4）人（対人関係）の構造化

治療目的に応じて，患者・治療者関係および集団内対人関係をどのように構造化して発展させるかを考える．個人作業療法，パラレルな個人作業療法，集団作業療法に分けられるが，集団作業療法では，治療者の人数，グループメンバーの人数，年齢，性，疾患別，重症度などを考慮して構成する．

5．まとめと指針

POINT

◆作業療法の特殊性は，4重の治療構造のなかで日常性・普遍性を提供することである
◆リハビリテーションにおいて，日常性・普遍性につながらない特殊性は意味がない

作業療法の最終目標はリハビリテーション（全人間的復権）であるため，その領域は病院から地域生活までと幅広い．そのため，作業療法は，対象者の治療目的に応じて適切な評価法を選択し，かつ正確で客観的に価値がある評価を行わなければならない．そして，対象者のニードを受容しつつ，その障害と残された機能や可能性をとらえ，治療目的に最も適応する作業活動を選択し，合目的的方法で必要な諸機能（身体的，精神的，心理社会的，職業的）の回復，維持，開発を行う．

一般的に，治療といえば疾患に特化した限定的な方法であるため，自他ともに治療として認識しやすいが，作業療法は日常的・普遍的な作業活動を適用するため，患者はその治療的意義を認識しづらい．しかし，患者は日常的・普遍的作業活動を日常生活とは区別された4重の治療構造の中で提供されることで治療的意義を認識するようになる．作業療法士は，特別な時間，特別な空間，特別に選択した作業活動を患者と共有する中で適応行動を導き，生活の構造化ひいては人生の構造化を支援する．これこそが作業療法の特殊性・専門性であると考える．治癒可能な疾患は，その疾患に特化した治療で完結できるが，障害を抱えた人，病を抱えた人が，リハビリテーションするためには，一つの特化した治療で完結することは困難である．リハビリテーションにおいて日常性・普遍性につながらない特殊性は意味がない．作業療法は日常性・普遍性につなげることで意味を成し，患者が生きる喜びや自己価値を再発見して，人間の尊厳を回復するための支援と考える．

筆者は，作業療法を以下のように定義する．

> 「作業療法とは，対象者に日常性・普遍性を提供することで，生活の構造化から人生の構造化を支援し，その質を高めるための協働作業である」

引用文献

1）成田善弘，岡田　敦，石川　元，他：精神療法の実際．新興医学出版社，1989，pp6-7.

2）神田橋條治，荒木富士夫：「自閉の利用」－精神分裂病者への助力の試み－．精神神経学雑誌78(1)：43-57,1976.

3）内村英幸，斎藤　雅，江口ミチ子，他：無為自閉的な慢性分裂病者への作業療法．精神医学14(10)：919-927, 1972.

4）Stanley Kay, Lewis Opler, Abraham Fiszbein：陽性・陰性症状評価尺度(PANSS).山田　寛他訳，星和書店，1991.

5）熊谷直樹，丹羽真一ら：簡易精神症状評価尺度（BPRS）.精神科診断学1：547-566, 1990

6）岩崎晋也，宮内勝，大島巌，他：精神障害者社会生活評価尺度の開発，信頼性の検討（第1報）．精神医学36：1139-1151, 1994.

参考文献

1）小此木啓吾，近藤章久，西園昌久，他：精神療法の理論と実際．三浦岱栄監修，医学書院，1968.

2）角野善弘：分裂病の心理療法．日本評論社，1998.

3）マックスウエル・ジョーンズ：治療共同体を超えて－社会精神医学の臨床－．鈴木淳一訳，岩崎学術出版社，1977.

4）山口　隆，増野　肇，中川賢幸：やさしい集団精神療法入門．星和書店，1988.

5）Ann Cronin Mosey：心と行動の発達．篠田峯子，富樫悦代訳，協同医書出版社，1977.

6）Gary Kielhofner：人間作業モデル－理論と応用－．山田孝監訳，協同医書出版社，1990.

7）遊佐安一郎：家族療法入門，システムズ・アプローチの理論と実際．星和書店，1997.

8）丹羽真一，小島卓也，松島英介，他：精神医学レビュー No.27，精神疾患の認知障害．ライフサイエンス，1998.

9）Hrvey PD,Sharma T：統合失調症の認知機能ハンドブック．丹羽真一監訳，南江堂,2004.

10）北村俊則：精神症状の理論と実際．海鳴社，1988.

作業療法は，
自分が自分として感じられる時と場所を
提供することである

第3章

作業療法とデイケア

現在，デイケアは多くの精神科病院に併設されており，その運営は作業活動を中心としたプログラムで構造化されている．そのプログラムは在るべきものとしてとらえられていて，内容について検討することはあっても，基本となるデイケアの治療構造と作業活動（プログラム）自体の存在意義については検討されていないようである．デイケアは作業活動を用いたプログラムで成り立っているため，作業活動があることでデイケアが存在できるといっても過言ではない．そのため，作業活動を治療的に活用する作業療法士の責任は非常に重い．

以下に，外来作業療法とデイケアにおける治療構造と作業活動の治療的意義を説明する．

1.　外来クラブ

◆作業活動が治療構造をつくる
◆作業活動が居場所をつくる
◆作業活動が集団をつくる

筆者が勤務していた病院は，先駆的に開放医療が行われていた．そのため，退院して居場所がない外来患者が病棟によく遊びに来ていた．そこで，外来患者の居場所を提供すれば憩いの場・仲間づくりの場・助け合いの場になり，地域生活を支えることになるのではないかと考え，外来棟に外来患者専用の休憩室を設けた．休憩室には，お茶を準備し，患者が主体的に集まることを期待したが，予想に反して外来患者の利用は少なく，入院患者の居場所になってきた．そのため，医師・作業療法士・外来看護師・精神科ソーシャルワーカーがローテーショ

ンを組み，昼休みに常駐することにした．患者は薬のこと，福祉の手続き，仕事のことなど，さまざまな悩みを相談することもあったが，月日の経過とともに集まりが悪くなってきた．そのうち，患者の1人から「皆で何か楽しいことをしたいですね」という意見が出たのをきっかけに，作業療法棟で昼食を作ったり，卓球をしたりするようになった．

定期的に参加する患者が増え，仲間意識が出現してきたため，患者と一緒に月間スケジュールを立て，外来クラブとして発足することになった．病院行事にも参加したいとの意見が出

て，病院運動会やソフトボール大会に参加するようになった．病院運動会やソフトボール大会での外来クラブの立て看板を見て，仲間意識や所属感も高まり，大切な居場所になった．作業活動がなければ外来クラブの存続はなかったと思う．患者にとって行く所があること，そこで何かすることがあるということは大きな意味をもつ．作業活動が外来クラブの治療構造を設定したのである．

ちなみに，外来クラブはサービスで行っていたが，この外来クラブをきっかけにデイケアが開設されることになった．

外来クラブでの作業活動は患者からの提案であったが，作業活動が仲間作りの媒介となり，患者に長時間の居場所を与えた．そして，作業活動を楽しみにして定期的に参加する患者が増えていった．

外来クラブには，自分と同じ悩みをもつ仲間や自分を理解してくれるスタッフがいる．そこには病者として意識することなく，周囲に劣等感を抱くこともなく，自分を包み隠す必要もなく，一人の人間として，安心して過ごせるやすらぎの場がある．そして，外来クラブという構造（枠）は，集団作業活動を通して，仲間意識とその集団凝集性や所属感を高めていった．患者は「病棟に行っても雰囲気が暗い，楽しい気分になれない」と言い，病棟依存や担当看護師依存から脱却した．また，外来クラブは多職種が関わるため，自分の悩みや必要に応じた専門のスタッフに相談するという複数依存の関係に発展していった．外来クラブが病棟依存からの移行対象になったようである．

患者は，行き場所がない単身者が多いと思っていたが，意外にも家族と同居している人，アルバイトをしている人が多かった．家族との生活や職場での緊張感から解放を求めていると考えられた．単身者は家事など生活面での大変さはあるが，対人関係のストレスは少ないということであろう．

当時，デイケアは一般的に認知されていなかったため，患者は家族に「病院で卓球をしてきた」などと話すと，家族から「病院に遊びに行く暇があったら手伝いをしてほしい」と言われることもあったようである．家族がデイケアに通うことを遊びだと思えば，家の手伝いをしてほしい，仕事に行ってほしいと思うのは当然かもしれない．家族にデイケアの意義を理解してもらう必要性も痛感させられた．

2. 外来作業療法

◆外来作業療法は現状の施設とスタッフで実施できる
◆外来作業療法は患者の状況に応じてフレキシブルに活用できる

外来作業療法とは，文字通り外来患者を対象とした作業療法である．病院の都合によりデイケアを開設できない場合，治療的に外来医療のみでは補えない場合，デイケアの集団作業活動の適応には時期尚早と考えられる場合などは，個人療法でも，集団療法でも対応できる外来作

業療法が非常に重宝する．また，施設基準や運用基準などがないため，患者の状況に応じてデイケアへのステップや地域生活継続の支援などフレキシブルに利用できる．そして，現状の作業療法施設とスタッフで実施できるためその有用性は高い．

外来作業療法には，2つの方法がある．1つは，入院患者と一緒に作業療法を受ける方法である．この方法には，入院患者と場・時間を共有する個人療法と，入院患者の集団作業療法に参加する方法がある．どちらの方法も導入初期には，外来患者は自分の居場所としての安心感が得られず，気後れしたりする．一方，入院患者にとっては病院外のいろいろな情報を得る機会になり，社会の風が吹き込まれて刺激になる．また，作業療法士には新たなプログラムを準備する必要がないというメリットがある．

もう1つは，外来患者専用のプログラムを提供する方法である．この方法には，個人療法であるが複数の外来患者が場と時間を共有するという構造と，外来集団作業療法の2つがある．外来患者は，自分たち専用の場と時間が提供さ

れるため，遠慮することなく仲間達と安心した時間を過ごすことができる．そのため仲間意識や集団凝集性が高くなり，集団療法としての効果も高い．

作業療法士は，入院患者のプログラムとは別に外来患者専用のプログラムを準備するため，作業療法全体のプログラムの調整が必要になる．可能であれば外来患者専用の治療構造が整ったプログラムを計画する．

筆者は外来クラブの体験から外来作業療法の有用性を説き，それが他の病院にも広まっていった．しかし，デイケアの施設基準が施行されると，外来作業療法は認められない，作業療法は入院患者に限るという指導があり，外来作業療法は途絶えた．当時は，精神科ショート・ケアがなかったため外来作業療法の有用性は高かった．筆者は，精神科作業療法が治療として認められている以上，入院患者・外来患者の区別なく認められるべきであると考えていた．

現在，外来作業療法が認められていることは当然のことであるが，論文などでその有用性が発表されていることは嬉しいことである．

3.　デイケア

1）デイケアの役割

◆デイケアは外来治療と入院治療のデメリットを補完する機能がある

デイケアが導入された頃は，ホスピタリズムからの脱却，病院から社会への橋渡し，再発防

止，再入院防止という退院後の受け皿的な役割が主であった．しかし，精神医療にもリハビリ

テーションという概念が浸透し，地域生活を支援するという生活モデルにデイケアは欠かせない存在になった．生活モデルにおけるデイケアの必要性は，入院治療と外来治療の相違を知ることで理解できる．

外来治療は，仕事や家庭などの社会生活を継続しながら受けられるというメリットがある．一方，患者が自主的に受診することが前提であるため，入院治療のように病状や生活状況の把握がしづらく，また，積極的に作業療法や集団療法に導入できないというデメリットがある．

入院治療は，社会生活が寸断されるというデメリットは大きいが，病状の把握ができ，それに適した作業療法や集団療法に積極的に導入できるというメリットがある．

デイケアは，社会生活を寸断しないという外来治療のメリットと，積極的で濃厚な治療が可能である入院治療のメリットを併せもち，双方のデメリットを補完する機能がある．

具体的には，①社会生活を寸断しないため社会への再適応の支援がしやすい，②スタッフとの交流機会が多いため危機介入しやすい，③各種の治療に導入できる，④仲間づくりをしやすい，⑤居場所の提供，⑥家族と物理的（時間，空間）に距離をおくため，患者と家族間のストレスを軽減できる，ということがある．

2）デイケアの治療構造（作業活動とデイケアプログラム）

◆デイケアは生活を構造化する

◆デイケアは支え合いを学ぶ場になる

◆デイケアは全体の目的と個人の目的を明確にする必要がある

デイケアの治療構造は，作業療法の4重の治療構造と同様である．治療契約という外面的治療構造，デイケアという施設の外面的治療構造，作業活動を用いた週間・月間プログラムという外面的治療構造にも内面的治療構造にも活用できる治療構造，患者・治療者関係という内面的治療構造である．

デイケア施設という外面的治療構造は，患者に出かける場所を与え，そこに安心できる仲間や治療者がいるという重要な意味がある．そして，プログラムという治療構造は，何かをするという時間を自ら構造化する必要がなく，時間割のように，1日や1週間の生活を構造化してくれるため，悩まずに安心して参加できる．そ

の構造化されたプログラムのなかで行われる作業活動は，他の患者や治療者との協働体験のなかで，自己の存在感や価値観・所属感や責任感・社会性などを習得させる．つまりデイケアは生活を構造化して，社会生活を支援するという重要な役割をもつ．

デイケアの治療目的を明確にすることは，治療構造の設定と動機づけを考えるうえで欠かせないが，全体に共通する目的と個人の目的を考えなければならない．

全体に共通する目的とは，その病院が目標とするデイケアや各グループの目的であり，たとえば，仲間づくり，居場所，復職訓練などがある．しかし，その目的が個人の目的と合致する

とは限らないため，全体の目的と同時に個人の目的を明確にして，二重の動機づけをする必要がある．

　個人の目的とは，個々の患者の生活機能（障害）に焦点を当てたもので，生活空間の拡大・生活リズムの獲得・対人関係の改善と拡大・社会生活技能の向上などである．たとえば「仲間づくりのためのデイケアです」と説明しても，患者本人がそれに必要性を感じていなければ動機づけにならない．生活リズムが維持できない患者であれば「仲間と共に参加することで生活リズムを維持していきましょう」と個人の問題に焦点をあてた動機づけをする必要がある．

　デイケアの内面的治療構造は，相互自律を基本にした患者とスタッフ，患者間の関係である．新人の患者はデイケアに馴染みがないため，先輩患者やスタッフから「支援される人」である．それが月日の経過とともにデイケアに慣れて「支援されない人」になって自立する．そこに新人患者が入ってくると，今度は自らが「支援する人」になり，自分の存在感や価値観・

所属感を得る．そして，デイケアという社会的構造のなかで「なくてはならない人」に成長する．「支援される人から支援されない人へ，支援されない人から支援する人へ，支援する人からなくてはならない人へ」という成長過程のなかで，時に主人公，時に支援する脇役として自己の存在感や価値観を見直すことになる．デイケアは支え合い・お互い様という人間関係を学ぶ場であり，患者の成長を見守り育む作業療法士の役割は，非常に重要である．

　このようなデイケアの構造は特別ではなく，一般社会においても同様である．学校の新入生や会社の新入社員は，先輩からの指導と支援があって一人前になる．一人前になったら，後輩の指導と支援をすることになる．作業療法士の世界でも同様である．

　支援とは，何かをしてあげること，手を差し伸べることだけではなく，待つこと，暖かく見守ることも成長を促す支援であると考える．サリバンの「関与しながらの観察」は含蓄のある言葉である．

3）デイケアプログラムの進行

◆デイケアはスタッフ主導型と患者主体型がある
◆デイケアは「保護された自治体制」を保障する治療共同体である
◆マンネリ化したプログラムは治療目標を見失う

　プログラムの進行には，グループの主体性が発揮されない場合のスタッフ主導型と，患者の主体性を支持した患者主体型がある．

　スタッフ主導型は，新しいプログラムを開始する場合，患者の主体的能力が低い場合，集団力動が低調な場合，グループが危機に直面した

場合などに行われるが，スタッフがすべてを主導するのではなく，枠組みを決めて運営の道筋を示すということである．

　統合失調症患者は，課題における情報の整理・統合・実現可能性の検討・実施方法の検討などの現実吟味が不得手である．しかし，指示

的に行うと主体性の尊重が損なわれるため，情報提供と現実吟味への示唆を与えて様子をみる．するとスタッフの心配をよそに，案外妥当な判断・決定に至ることが多い．しかも，患者たちには自分たちで考えて決めることができたという印象が残る．できるだけ進行状況を見守りながら患者に主体性をもたせることが，自分たちで考え，決定し，実行したという実感を与え，達成感や自信につながる．

患者主体型は，プログラムの運営方法や課題の進行を可能なかぎり患者に委譲し，役割や責任を分担するなかで社会的構造がつくられる．社会的展開は仲間づくりや集団の成長を促すが，その一方で，患者が実社会で生活するうえでの問題を露呈させやすい．露呈した問題は，アドバイスを受ける，他者の言動をモデルにするなどの集団力動により改善され，患者は望ましい対人関係のあり方や社会的行動を体得して成長する．

多くの場合は患者主体型であるが，どちらの方法でも，デイケアの基本は「保護された自治体制」を提供する治療共同体的な運営がよいと考える．あまり関与せず，暖かく見守る，大目に見る，という態度で患者の意思を尊重して，困った時はなんとかしてくれるだろうという安心感を抱かせることである．

デイケアのプログラムは，週間・月間スケジュールを立てていることが多い．注意することは，作業療法と同様にプログラムのマンネリ化である．マンネリ化の結果，形骸化された作業活動だけが残る．

デイケアの主体は患者であり，プログラムやその作業活動は患者のためのものであるということを忘れ，スタッフが主体でプログラムを遂行するようになると，プログラムの完結と集団目標を優先し，患者の個性や自己決定権を尊重しない対応になる．

患者の主体性を尊重して，保護された自治体制を運営するポイントを以下に列挙する．

患者の主体性を尊重したデイケア運営のポイント
①参加の動機づけを明確にする
②役割や責任を促し，見守る
③患者の主体性を尊重する
④患者とグループの状況を把握し，治療的介入のタイミングを見逃さない
⑤患者が集団から孤立しないよう配慮する
⑥患者のできること，できないことを見きわめる
⑦患者に決定のための情報とヒントを提供する
⑧患者が決定できたことを支持し，見守る
⑨集団およびスタッフの許容量を把握する
⑩個人担当制をしいて，相談者を明確にする
⑪スタッフの価値基準をおしつけない
⑫スタッフは指導しなければならないと考えない

⑬不参加の自由を保障する

4）デイケアの治療的意義

デイケアのプログラムは，ほとんどが集団療法であるため，その治療的要素は集団療法に準ずる．異なる点は，作業活動を媒介とした集団療法であるため，会話を中心とした集団療法のように言葉に頼る必要が少ないことである．

デイケアにおける作業活動の治療的意義は，病院内で行われる作業療法と同じであるが「今，ここで」という現実に直面した社会的集団であるため，患者の自然な姿が表現される．

デイケアの治療的意義を，以下に説明する．

（1）生活リズムの回復と生活空間の拡大

何もすることがなく自宅にいても，病状の改善や生活の改善は期待できない．朝起きて行く所があるということが，生活を構造化して，生活のリズムをつくる．出かけるためには，朝起きて洗面をして，身だしなみを整えるのでADLも維持される．また，人と交わる機会が増えることで社会性も維持され，生活空間が広がる．デイケアの一番の意義は，出かける場所を提供することだと言っても過言ではない．

（2）安心して過ごせる場所の提供

導入時は，患者の不安が強いため，まずは，安心して過ごせる場所を提供することである．スタッフがサポートしながら他の患者との交流の架け橋となることで，安心して対人交流を始めることができる．仲間ができたら楽しくなる．

（3）仲間作りの場（対人関係を育む）

対人関係を育むのは，作業活動（プログラム）とスタッフである．いろいろな作業活動を共有することで仲間ができる．そのなかで自己の例外性を否定し，同じように悩む仲間の存在に気づくと，自分を包み隠すことなく，安心した付き合いができるようになる．

（4）集団所属感，集団凝集性を高める

集団作業活動は，患者の集団所属感や集団凝集性を高める．何かに所属しているという体験は，自己の存在感を抱き，心の安定につながる．傷つけ合う可能性もあるが，傷つき体験を知っている患者は優しく，多くの場合，支え合ったり助言し合ったりと治療的によい影響を与え合うことが多い．

（5）役割と責任の提供

プログラム運営や協同の作業を通して，社会的集団における役割と責任を学ぶ．役割や責任を果たすなかで，自分の存在や価値を見つめ直し，他者と協力するという体験を通して，社会的対人関係を学ぶ．

（6）自主性，協調性を発揮させる

不安や対人緊張が強い患者，状況を把握できない患者は，自ら行動することや他者と協調して何かを行うことはむずかしい．スタッフは集団の許容量を大きくして，暖かく見守ることができるような環境にすることが重要である．お互いにできることだけをすればいい，できないことを非難しないという安心できる集団関係が自主性や協調性を発揮させる．また，些細なことでも協力をお願いして，共に行動することが

協調性や自主性を促すことにつながる．

（7）自己決定を促す

デイケアは，社会的集団としての機能を治療的要素にしているため，社会的ルールを守ることが前提である．たとえば，プログラムの参加・不参加は自由だが，不参加の場合は，事前に連絡するという約束をしておくことが大切である．スタッフは不参加を問題にするのではなく，事前に伝えてきたことを評価して，その理由に思いを寄せることが，患者を受容し，理解することにつながる．患者は参加・不参加の自由を保障されることで，自分で決定するという主体性を体験することになる．

（8）自信の獲得

傷つき体験を繰り返した患者は，自信をなくして自己評価が低い．患者は保護された自治体制のなかで，作業活動を通して自己効力感や有能感を体験することで，徐々に自信を取り戻していく．自信を取り戻し，自分を肯定できるようになると，できないことを表明できるようになる．できないことを表明すると，無理する必要がなく，支援を受けることにつながる．

（9）障害受容の一助となる

デイケアには，傷つき体験・生活上の悩み・

将来の不安を理解し，支えてくれるスタッフや仲間がいる．互いに助け，助けられる関係のなかで現実の自分を知る．そして，自ら支援を求めるようになると，無理をすることなく上手に生きていけるようになる．

（10）社会生活技能を高める

SST はロールプレイの世界であるが，デイケアのプログラム運営の体験そのものが社会的現実のなかでの SST になる．治療者は「今，ここで」の介入を心がけることである．

（11）社会復帰の扉を開ける

デイケアを終了した先輩患者が参加できるプログラムを用意したり，デイケアが共同作業所や職親などとつながりをもつことで，社会の風が吹き込まれ，社会復帰の刺激になる．終了した先輩患者から，仕事内容や職場の仲間とカラオケや食事に行った話を聞くことが，就労への動機づけになったりする．

（12）QOL の向上

デイケアに参加することが生活空間や対人関係を広げるが，デイケアへの行き帰りで交通機関を利用したり，買い物に寄ったりすることで社会の風を浴び，生活している実感や喜びを感じることができる．

5）地域におけるデイケアの位置づけ

◆必ずステップアップさせなければならないと考えない
◆患者の自己決定を保障する
◆デイケアは，地域ネットワークにおける社会資源の１つである

地域のなかには，病院付属のデイケア・クリニックのデイケア・精神保健福祉センターのデイケアなどさまざまなデイケアがある．その

他，授産施設・共同作業所・職親・訓練施設・グループホーム・ナイトケアなどの社会資源もある．もちろん病院もそのひとつである．

デイケアを利用しながら共同作業所に通うこともある．繰り返しデイケアを利用することもある．グループホームの入居者がデイケアを利用することもある．社会資源の利用の仕方は様々であるが，患者が地域の中でよりよく暮らして行くためには，患者のニーズや状況に応じて，より適切なサービスが受けられる社会資源を柔軟に利用できるように支援することである．そのためには，地域の社会資源をひとつのネットワークあるいは地域システムとしてとらえることが大切である．このように考えると，自分達が行っているデイケアが，地域の中でどのような特色や役割があるのか，今後どのような方向性をもって進めていけばよいのかも見えてくる．

デイケアをリハビリテーションの通過点として，次は作業所，就労などと社会資源を順位づけして，ステップアップさせなければいけないと考えると患者も治療者も行き詰まる．社会資源をどのような順で利用しようとも，レベルアップした，レベルダウンしたというとらえ方ではなく，その時々の状況にふさわしい社会資源を選択したということである．

もちろん，一般的な価値観ではレベルアップしたほうがよいのは当然である．しかし，人は必ずしも思い通りに一段一段登って行けるわけでけない．紆余曲折があり，その時々の現実に折り合いをつけていくのが人生である．

デイケアには，終了の期限がある運営と，期限がない運営がある．

期限がある運営は，目標が明確であるため治療同盟を結びやすいが，期限内に目標を達成しようとして，患者もスタッフも焦り，頑張りすぎて双方にストレスになる．また，患者にとって心の整理がつかないまま終了期限を迎えると，自ら納得した終了ではないため，不全感が残る．

自ら納得した終了を迎えるためには，期限がないほうがよい．期限がないことは自己決定を見守る猶予期間だと考えれば，スタッフは患者のペースを守り，無理をさせなくてすむ．患者が次の居場所を見つけ，そのデイケアを必要としなくなった時が終了である．外来作業療法も同様である．

保健所のデイケア・精神保健福祉センターのデイケア・病院デイケア・共同作業所など，地域にあるさまざまな社会資源を繰り返し利用する統合失調症の患者がいた．どの施設も長続きせず，同じ施設の出入りを繰り返すこともたびたびあった．しかし，親も仲間もスタッフも批判することなく温かく受け入れて見守り続けた結果，3年ほどして地域の共同作業所に落ち着いた．

デイケアを利用するも，しないも患者の自由である．自分で必要と思えば繰り返し利用するもよし，必要でなくなれば卒業するであろう．そう考えると，スタッフは参加を強要するという過ちをおかさずにすむ．参加を強要するまえに，自己決定による不参加の自由を保障すると同時に不参加の理由を考えることが患者中心の支援につながる．そして，デイケアを起点に患者にあった社会資源を上手に利用できるよう支援することが，患者の地域生活を支えることにつながる．

6）デイケアの構造化

　デイケアは，大規模・小規模・ショートケアがある．運営方法やプログラムは，対象患者やその施設の治療方針によって異なる．大規模デイケアはプログラムの種類が多く，また複数のプログラムが同時に組まれていることがある．そのため，患者は複数のプログラムから自分のニードにあったプログラムを選択することができる．自ら選択して日々のプログラムを計画するということが生活の構造化につながる．小規模デイケアはプログラムが限られ，複数のプログラムを同時に組むことが少ないため，個々の患者のニードに合わせることはむずかしい．そのため，参加・不参加の自由を保障して，自己決定を見守ることが大切である．その一方で，患者によってはニードにそぐわない環境に適応するという学習をさせることが必要なこともある．

　以上，デイケアのプログラムの構成とその特色を大まかに説明したが，各プログラムの治療目的を達成するための治療構造について以下に説明する．

（1）作業活動（プログラム）の構造化

　仲間づくり，地域生活の継続，リワークなどのデイケア全体の治療目的を明確にし，その全体目的を基本に，週間・月間プログラムを構成する．多様性をもったデイケアでは，各治療目的に応じたプログラムを構成し，その治療目的に適合する患者でグループを構成する．

（2）スタッフの構造化

　スタッフが多すぎると不要な介入をすることがあるので注意を要する．プログラムに応じて必要な人数の専門職を配置する．また，患者担当制をしいて，相談窓口を明確にしておくことが重要である．患者は誰に相談するか迷うことがなくなり，危機介入の機会を見逃すことを防ぐ．

（3）場所の構造化

　部屋の広さや雰囲気，椅子や机の配置，必要な用具の準備など，治療目的に応じた場所の設定を考える．場所の雰囲気が治療に対する構えを患者に与える．

（4）治療共同体の構造化

　自己決定を保障した，自由と責任を共有する社会的構造の設定が患者の社会性を促す．

7）まとめと指針

　患者は入院することで社会生活が途切れる．治療環境によっては，管理された病者として生活することになる．さらに，スタッフの過剰な代理行為が主体性と責任性の放棄を助長することになる．いわゆるホスピタリズムである．

　デイケアは，地域生活を基本に自分の意志で通うところであり，その決定権は患者にある．デイケアに参加するもしないも本人の意志次第であり，その決定自体が主体性を獲得する第一歩である．スタッフは，患者の先頭に立って指

導しなければと思わないこと，また「～でなければならない」という価値基準にとらわれないことである．このことにとらわれると，患者の主体性の獲得を阻害してしまう．あまり関与せず，患者の自己決定を尊重して見守ることが大切である．そのうえで，困った時はなんとかしてくれるだろうという安心と安全を保障し，「保護された自治体制」を提供することがスタッフの役割である．そのような環境のなかで，患者は人と触れ合い，自分にも何かができる．何かの役に立っていると実感した時に，人としての存在感や価値観を感じ取れるようになる．

心の病をもった人は辛くて寂しい人生を送っていたであろう．

誰しも自分の存在は脅かされたくないし，人から大切にされたいと思う．そして，一時でも主人公でいたいと思うのは当然である．

自分が自分として感じられる時と場所を提供し，ひっそりとした暮らしでも主人公として生きていることが実感できように支援することである．

参考文献

1）山口　隆，増野　肇，中川賢幸：やさしい集団精神療法入門．星和書店，1988．
2）柏木　昭，栗原　毅，桑名行雄：精神科デイケア．岩崎学術出版社，1997．

不幸な医療との出会いは，不幸な人生の始
まりになる．

第４章

閉鎖医療と開放医療の治療構造の比較

　閉鎖的治療構造は，ヒエラルキーによる治療という名のもとの管理と保護，支配と強制，スタッフ集団と患者集団の関係である．このような治療環境では，患者は，服従と諦め，依存と無力化，没個性化に陥る．そこには，個人としての存在意義や尊厳はなく，希望がない虚しい世界であろう．もちろん，急性期などの治療的閉鎖環境は別として考えなければならない．

　開放的治療構造は，傾聴と受容，共感と理解，自由と責任，自己決定と支援，個別性の関係が保障される．そこには，個人としての存在意義や尊厳が認められ社会復帰の希望がある．

　患者が治療環境にいかに影響されるかを，病棟治療構造の比較から説明する．

1．放任医療，閉鎖医療，開放医療の治療構造の比較

１）放任医療──主体性を尊重するという名のもとの放任主義

　A病院は閉鎖的病院が多かった時代に，先駆的に開放医療を展開していた大病院である．

　スタッフは受容的に対応し，患者の自由と主体性，個別性とプライバシーを尊重するということで，代理行為や所有物の管理は可能なかぎり控えていた．しかし，慢性統合失調症患者の身だしなみは乱れ，ベッドの周辺や所有物は整理されていなかった．言葉数は少なく，内界を言語化するような交流は拙劣で，まさに教科書通りの様相を呈していた．

　その一方で，治療共同体を取り入れた病棟も

あった．作業活動を中心に，自由とプライバシーを尊重した民主的運営を行い，活発に活動していた．しかし，自由であるが故に派生した問題の民主的解決に苦慮することがたびたびあり，治療共同体運営のむずかしさを知った．そして，治療共同体の文化を浸透するためには長い年月が必要であることと，終わりのない道程であることを実感した．

　今思えば，開放医療というより放任医療という言葉が適切だったかもしれない．

2）閉鎖医療──治療という名のもとの管理主義

　B病院は，人里離れた所の閉鎖的病院で，日常生活のほとんどが管理されていた．

　面会は，外来の個室で行われ，必ず看護師が同席する．面会があったことを他言してはいけない．面会によるお土産は病棟に持ち込ませない．理由は，面会がない人と不公平になるからということである．盗難騒ぎを防ぐという理由で，病室の往来は禁止されていた．掃除用具や筆記具などは，危険物として保管され自由に使えない．湯のみや化粧瓶などの割れ物も危険物として，プラスチック容器に変えられる．

　タバコは1日7本，決められた時間にのみ配給される．その時間に診察や面会で席を外していても配給はない．決められた時間外に配給すると他の人が欲しがるという理由である．おやつは5個まで，5種類ではなく個数である．袋菓子が5袋でも，あめ玉が5個でも同じである．コーラ，コーヒー，チョコレート，ピーナッツなどは，刺激物という理由で禁止である．移動時には，確認のために2列横隊を指示される．作業療法で初めて散歩に出かけた際，患者は無言のまま2列横隊に並び，自由な散策を再三促すが，その体勢を崩すことはなかった．

　信書の発受は，すべて開封されチェックを受ける．当然，電話は設置されておらず，必要時は詰所の電話を使用するため，会話内容はすべて筒抜けである．当時は，精神保健法が制定されようとしていた時代で，電話の設置が義務づけられ，職員は，あらぬところに電話されたら大変なことになるなどと戦々恐々としていた．

公衆電話を設置するとなると，当然，小銭を持つことになる．そうすると，次に起こる心配が，お金を持たせることによる盗難騒ぎである．ところが，タイムリーにテレフォンカードが出現してことなきを得たのである．筆者は，すでにA病院で開放医療を経験していたので，ことさらに懸念することはなかった．

　患者がある悩みを打ち明けたため，看護師にその情報の確認をしたところ，その後，看護師から「なぜ勝手に作業療法士に相談するのか」と叱られたということであった．患者は，被害感情を抱き，その後は心の内を話さなくなった．看護師は，作業療法士との関係を治療的にとらえるどころか，患者をまるで所有物であるかのように子ども扱いし，患者を取り合うような，幼児的なふるまいをした．患者と作業療法士との関係が深まるにつれ，看護師の僻みとも思える心性が露呈してきた．

　作業療法では，ADL訓練として料理をすることがあったが，それを聞きつけた看護師が，「作業療法に参加していない人は食べられないので，不公平になるから止めてください」と申し出てきた．また，作業療法では食べ物で患者を釣る，料理を食べさせたりお茶を飲んだりさせるから，患者が行きたがるのは当然だと，人間の尊厳を否定するような声も聞かれた．

　看護部門から，作業療法室を施錠するようにとの要望があったが，筆者は治療共同体の理念を柱にしていたため，常に開放していた．管理することが治療であると思い込んでいるスタッフから「問題が起きたら誰が責任をとるのか」

という言葉が返ってきた．私が勤めた５年間で離院したり問題行動を起こす患者は１人もいなかった．患者と治療者のなかに，信頼関係とは言えないまでも，暗黙のなかでお互いを信用しているような感覚があったことは確かである．

管理することは，治療的展開を阻むため，管理せざるをえないこともあるなかで，治療者は葛藤を起こす．しかし，そのような葛藤がなく，規則や管理に頼る治療者は，自分の非人間性に気づかないのであろう．無知の怖さを知ると同時に，精神医療の不条理をぬぐい去れなかった．

平等という治療の名のもとに限りなく管理された，現実を直面化させない，非人間的な治療構造であったが，患者のADLは維持されていた．管理のもとに規則通りの日課を指示され，理事長が予告なく来るのに備え，身だしなみは常に整えられ，病室は整理整頓されていた．障害の重症度に違いがあることは否定できないが，A病院の教科書通りの統合失調症患者とはまったく違う姿に，驚きを感じざるをえなかった．そして，統合失調症患者のADL障害は，環境に大きく影響されることを知った．その一方で，ヒエラルキーを痛感させられた病院であった．

当時は精神衛生法の時代で，社会的措置入院や同意入院が多かった．ある患者が「刑務所は刑期があるので出られるけど，精神病院は刑期はないけど飼い殺しで出られない」と言っていた．

不幸な医療との出会いは，不幸な人生の始まりになるであろう．

３）開放医療──自由と責任と活動を柱にした治療共同体

C病院は，1970年代に開院し，当時は閉鎖病院が多いなかで，開院時より開放医療を実践してきた病院である．院長が治療共同体の理念を認識していたかどうかは知る由もないが，開院時より，治療共同体と同様か，それ以上の治療的環境を提供していた．毎朝ホールで行われる全体ミーティングでは，情報交換と要望や意見の検討が行われ，週に１度は，活動グループや病室ごとの話し合いが行われていた．

院長は，可能な限り患者の要望を聞き入れていた．大学受験を控えた高校生から，勉強室がほしいと要望が出れば，全体ミーティングで承認を得て用意したり，さまざまなことに対応して，患者の自己決定を尊重し，主体性を支えていた．患者は，そのなかで自己の存在感や自尊心を感じていたようであった．また，動植物を大切にして，患者と共に世話をし，生命の大切さやありがたさも共有していた．

その一方で，規則正し生活を提供するために，毎朝の全体ミーティング後に，日課として畑や植栽の管理作業が行われていた．日中は作業療法に参加する患者，買い物に出かける患者，アルバイトに出かける患者，通学する患者もいた．主治医の診察は毎週のように行われ，看護師は傾聴と受容に心がけ，日常生活の指導を含めて，交流が絶えることがなかった．

患者は活動性が高く，ADLの障害は軽く，交通機関や銀行を利用するなどの社会的行動も維持して，主体的に行動していた．言語的交流も多く，内界を表現することができた．

自由と責任と活動を柱にした治療共同体の実践であり，心理学的には，院長が父性で看護師長が母性という役割構造であったと考える．

2. 作業療法室の治療環境
― 作業療法士の治療的自我に影響される ―

筆者は，偶然にも特徴ある3つの病院を経験したことで多くのことを学ぶことができた．それが精神医療観の礎となり，どれが欠けても筆者の精神医療観は育っていなかったと思う．そして，この精神医療観が判断基準となり，自分の作業療法を推し進めることができた．

また，3つの病院の経験から，治療的環境が患者の病や生活障害に大きく影響することを学んだ．

治療的文化度が低く，治療者の治療的自我が脆弱だと，患者に対する許容量が狭く管理的になる．治療的文化度が高い環境では，スタッフの治療的自我が育まれ，治療的自我が成熟すると治療的文化度も高くなるという相乗効果がある．つまり，治療的文化度とスタッフの治療的自我は相関関係にあり，治療的環境を高めることが，患者の回復を支援すると考える．

作業療法室の治療構造も，主体性を尊重した環境であるか，管理的環境であるかで治療的要素が異なり，作業療法士の治療的自我が患者の言動や治療展開に影響を及ぼす．注意すべきことは，治療構造を明確にして維持することと，管理的環境とを混同しないことである．作業療法室は，自由と責任が保障された社会的環境のなかで，患者が自らを管理するということを体得する場である．

筆者の精神医療観の基本は，人間の尊厳の保障と，自由と責任と活動を柱とする治療共同体の理念であるが，現在の精神医療においてはごく普通の考え方であり，あらためて治療共同体の理念を振りかざす必要はないかもしれない．しかし，常に治療者としての自分を振り返り，過ちをおかさないために大切にしたい理念である．

参考文献

1）山口　隆，増野　肇，中川賢幸：やさしい集団精神療法入門．星和書店，1988.
2）角野善弘：分裂病の心理療法．日本評論社，1998.

療法として成立するためには，
理論と構造が必要である

第5章

精神科作業療法に関連する
各種療法の治療構造と応用

作業療法は広義の精神療法に含まれるが，書物によっては精神療法と独立して述べられていることがある．作業療法は作業活動を媒介としてアプローチし，理論的基盤や関連理論には精神分析理論・精神力動理論・発達理論・学習理論・認知理論・ストレス脆弱性理論・システム論などがある．

また，作業療法を遂行していくうえで必要な治療技法には，精神分析療法，交流分析，社会生活技能訓練（SST），心理教育ミーティング，家族療法，行動療法，認知行動療法，森田療法，芸術療法，箱庭療法，心理劇，園芸療法，治療共同体理論などがある．療法という言葉を使用するためには理論と治療構造が成立していることが前提であるが，上記の治療技法は理論も治療構造も兼ね備えている．作業療法の治療構造をより深く理解し，作業療法に応用するために，各種療法の治療構造を簡単に紹介する．

1. 精神分析療法

精神分析療法は，フロイト（Sigmund Freud）による無意識過程の仮説で，精神症状を除去する療法である．

精神症状は精神内界の無意識的葛藤が原因で，それは乳幼児期の体験のなかで意識に統合されなかった葛藤が，無意識の領域に抑圧されたことにあるとした．治療の中心は，無意識の抑圧の解除と，葛藤を意識化させることによる自己洞察である．

精神分析理論は，局所論・構造論・経済論・力動論・適応論・発達論・治療論で構造化され，それぞれが構造化された理論である．仮説ではあるが，可視化できない心の領域とその変化を構造化したことによって理解することを可能にした．構造化するためには科学的思考が必要であるが，フロイトが神経生理学者であったからこそなし得たことだと思う．

精神分析理論はアメリカでは精神力動論として広まり，その精神力動論が日本の精神科作業療法の理論的背景となった．精神分析理論とその専門用語は日常臨床で頻繁に使用されるので，その意味を正しく理解することが大切である．

1）局所論

心には，無意識と前意識と意識の3つの領域があるとした．無意識は，抑圧されていて意識化されにくい心の大部分で，本能と密接な関係があり，前意識を通じてのみ意識化されるとしている．

前意識は，無意識のなかに含まれ，努力によって意識化することができる部分である．意識は心の内で気づいている部分である．

2）構造論

人格は，エス（イド）・自我・超自我のバランスにより機能するとした構造論的モデルである．エスは幼児的な本能的・欲動的・無意識的なもので快感原則に従い，現実原則を無視する．超自我は，エスとは逆に社会的規範を司り，道徳心・罪悪感・良心・自我理想などの機能を営む．自我は，エスや超自我からの要請を調整し，外界に適応できるよう現実検討を行う．そして，エス・超自我・外界との葛藤関係を調整するために防衛機制を働かせて，現実原則に従い理性を保つ働きをしている．

3）経済論

心のエネルギー量は一定であるとして，エス・自我・超自我のエネルギー量の違いが性格に影響するとしている．エスが強すぎると衝動的・感情的・幼児的な性格傾向になり，超自我が強すぎると良心的・抑圧的・自己懲罰的・理想主義的・完全主義的な性格傾向になり，自我が強いと理性的・合理的・現実主義的な性格傾向になるとされる．

4）力動論

精神現象や行動は，性的本能であるリビドーや攻撃や破壊へ向かう死の本能，それに対抗する良心や理想などさまざまな心的諸力の相互作用の結果として，無意識の世界までも含めた力動的な因果関係で理解するとされる．

5）適応論と防衛機制

適応とは，さまざまな欲求不満や葛藤に際して生じてくる不快な感情を鎮め，心の安定を図り，環境に適応するために自我領域で行われる処理過程のことである．処理の仕方によって不

適応を起こすようになる.

　防衛機制とは，現実への適応と内的欲動の充足との葛藤を解決していく過程で働く防衛的自我機能で，抑圧・退行・昇華・投射・合理化などがある.

6）発達論

　乳幼児期からの欲動をコントロールし，対象関係を発展させて自我を形成する過程である. 発達の途中で欲動が満たされず，乳幼児期の葛藤が未処理のまま抑圧され解消されていないと固着が起こる. 固着が強いほど，退行しやすいとされている.

　発達段階は，口唇愛期・肛門愛期・男根期・潜伏期・思春期に分けられる. キーワードは，口唇愛期は自己愛と全能感・アンビバレント，肛門愛期は保持と排泄・自己コントロール・現実検討，男根期は罪悪感とエディプスコンプレックス，思春期は同一性危機などである.

7）治療論

　治療の適否は，精神機能の統合レベルや知的レベルなどによって決定される. 予備面接によって適用と判断されれば，治療契約を行い，治療構造が決定される.

　治療構造は，治療の頻度・治療時間・費用などであるが，これらの治療契約が患者の理解と治療展開に重要である.

　治療は自由連想法によって行われる. 患者は寝椅子に横たわり，心に浮かんだことを自由に話すことが求められ，治療者は背後に位置するという治療構造である.

　治療初期には，治療者の傾聴するという態度に対し，患者は尊敬・信頼・愛情などの陽性の感情を向けてくることが多い（**陽性転移**）. 治療的交流もスムーズであることが多く，患者はますます治療者からの愛情や信頼を期待するようになる. しかし，これらの欲求や願望は，治療者の中立性や受身性の治療原則からは満たされることがないため，患者は次第に治療者を信頼できなくなり，愛情は不信感や怒りなどの陰性の感情に変化し（**陰性転移**），症状の再燃，遅刻や欠席，沈黙が続くなど治療構造から外れることがあり（**行動化**），治療関係が停滞する（**抵抗**）. この陽性・陰性転移は，患者の乳幼児期より両親との間で繰り広げられた内的願望・衝動・葛藤などが，治療者との間で再現されたものと考える. この転移と抵抗を繰り返し克服することで（**徹底操作**），患者が自己の衝動性や防衛のあり方（**防衛機制**），問題点を洞察することになる.

　治療者は，無意識の内容に対する直接的な解釈や指示を控えて，傾聴し，患者自らが気づき，改善することを見まもる受容的・中立的態度で接することが求められる. 治療者は，転移や抵抗にさらされることによって生じる感情（**逆転移**）の自覚が重要である.

　さらに，患者は自由連想の内容を意識していないことが多く，潜在的な抵抗を示す場合もあ

る．治療者は幼児的な衝動や葛藤，特有の防衛方法が潜んでいることを**解釈**し，患者の言葉や態度に矛盾がある場合はそれを指摘する．つまり，内的葛藤や矛盾に目を向けさせていくという**直面化**を与える．

また，患者の連想の曖昧な点に対して，確認するような質問をして**明確化**させる．このような過程を繰り返すことで，患者自身が気づかずにいた自己の内面を認識し，無意識的欲求や不安の意味を理解し**自己洞察**にいたる．

2. 交流分析

交流分析は，精神分析療法を背景に，多くの人が臨床的に活用しやすいように構造化した技法である．

交流分析の目的は，自己への気づきを促す，自分の問題を他人のせいにしない，過去や他人は変えられないので自分を変えるなどで，作業療法における自己の治療的活用をより有効にするための参考になる．また，患者と治療者の交流方法やスタッフ間の交流にも役だつ．

交流分析の構成は，構造分析・交流パターン・ゲーム分析・脚本分析であるが，ここでは構造分析と交流パターンについて説明する．

1) 構造分析

交流分析は，自我状態を親（Parent：P），大人（Adult：A），子ども（Child：C）の3つで構造化している．精神分析理論では，超自我，自我，イドに相当する．親（P）は，社会的規則や制限を与える厳しい批判的な親（Critical Parent：CP）と，養育的で優しい保護的な親（Nurturing Parent：NP）に分けられる．子ども（C）は，誰にも拘束されず感情的・本能的・自己中心的な自由な子供（Free Child：FC）と，自分を教育する親に順応した子ども（Adapted Child：AC）に分けられる．大人（A）は事実を現実的に観察し，整理・統合する感情に支配されない冷静な部分である．

心のエネルギー量は一定であるため，それぞれの自我状態のエネルギー量が人格の主導権を握るとしている．その状態はエゴグラムを用いて知ることができ，それによって自我状態が現実原則に適応できるよう改善することが構造分析で，自己も他者も肯定する構えが基本である．

2) 交流パターン分析

交流パターン分析とは，人が互いに取り交わす行動や言葉を，自我状態に基づいて分析することである．交流は，相補的交流・交叉的交流・裏面的交流の3つに分類することができる（図4）．

内面的治療構造である患者と治療者の関係に

おいて，患者がどの自我レベルから発信しているのかを見極め，それに対して治療者はどの自我レベルに返信すべきかを考えることによって，より治療的な関係を築くことが可能となる．

（1）相補的交流

ある自我状態から送られたメッセージに対して，期待通りの反応が得られるので，スムーズな人間関係を維持していくことができる．P・A・C間のベクトルを平行にすることで，コミュニケーションを断ち切ることなく，続けていくことができる自然な交流である．受容と共感に相当すると考える．

（2）交叉的交流

ある反応を期待した交流に対し，予想外の反応が返ってくると，沈黙したり，話題を変える

ことで，コミュニケーションが途絶え，苦痛な人間関係になる．P・A・C間のベクトルが交叉する交流で，パターナリズムに相当する．

精神分析療法では転移や抵抗に相当して，治療的に用いれば，直面化・明確化につながる．

（3）裏面的交流

相手の1つ以上の自我に向け，顕在的な交流と潜在的な交流の2つの自我状態が，同時に働く複雑な交流である．表のメッセージの裏におもな欲求や真意などが隠されている交流である．いわゆる，裏と表，本音と建前のことで，円滑な人間関係を行うためにはこの種の交流が必要なこともある．

精神分析療法では解釈に相当し，洞察につながると考える．

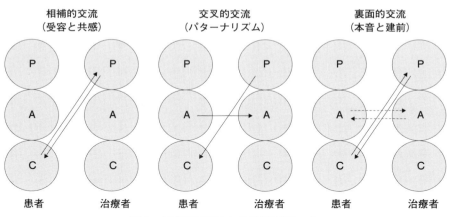

相補的交流（受容と共感）　交叉的交流（パターナリズム）　裏面的交流（本音と建前）

患者　治療者　患者　治療者　患者　治療者

図4　交流分析による交流パターン

3. 社会生活技能訓練（SST）

社会生活技能訓練（SST）は，陰性症状による対人関係の障害を中心とした生活障害や認知障害を改善し，再発の防止を目的に開発された，ストレス脆弱性モデルによる学習技法である．会話技能など8つのモジュールに整理され，それぞれがマニュアル化されているため，

講習会を受ければ誰でも活用できる．そのため，多職種に利用されやすく，多くの施設で実施されている．また，マニュアル化されているため，患者の理解が得られやすく，導入しやすい．

SST の外面的治療構造は，集団療法理論に基づいた治療契約である．SST は，実生活で起きた問題場面の設定からロールリハーサル，正のフィードバック，モデリング，宿題の設定

と構造化されている．マニュアル化されているとはいえ，患者の積極的参加には内面的治療構造と動機づけが重要である．職種のなかでは，作業療法士の活用が最も多いようであるが，作業療法士は，SST を実施するだけでなく，作業療法中に正のフィードバックを与える，治療者や他の患者の適切な言動をモデルとして示すなど，SST の技法を意識的に応用することで，実践的社会生活技能訓練の効果が期待できる．

4．心理教育ミーティング

心理教育ミーティングは，精神障害者およびその家族に対して，病気の原因や症状・治療方法・対処方法などの正しい知識や情報を提供することで，効果的な治療やリハビリテーションを進め，再発を防止するために開発された技法である．理論的背景はストレス脆弱性モデルで，SST と同様に手順が構造化されているため，スタッフは活用しやすく，患者と家族にとっても治療として受け入れやすい．心理教育ミーティングは糖尿病教室など，多くの疾患の教育にも用いられている．

外面的治療構造は，家族を含めた集団療法理論に基づいた治療契約である．

心理教育ミーティングは，患者と家族とスタッフのジョイニングから始まる．ジョイニングはウォーミングアップのようなもので，参加者の緊張を解き放ち，交流を深めるという内面的治療構造の機能をもつ．病気の原因・経過・症状の説明と理解・治療方法の説明と理解・家族の対処方法について，10 ～ 15 回のセッションで行う．家族の対処方法とは，家族の過干渉・批判的な感情表出が再発に影響するということから，家族に SST を交えて感情表出のあり方を教育する．

この治療構造の特徴は，患者と家族が病を客体的にとらえて対処法を学ぶことにある．

5．家族療法

家族療法は，家族全体の病理が患者に表出されているとの考え方で，患者という概念を避け，患者とみなされた者（identified patient：IP）として，家族関係に治療的な変化を生じさせて

患者の症状や問題行動を軽減させることを目的とした治療法である．おもな理論的背景は，システム理論である．

閉鎖システムは，フラスコのなかでの化学反

応のように，外部環境からの影響がないため因果関係が明白である．一方，開放システムは，常に外部環境との相互作用があるため，変化の因果関係を特定できない．家族は開放システムであるため，それぞれの家族員が影響し合うことで変化が生じるだけでなく，各家族員は自分が関係する社会環境によって影響されるため，それが家族内の病理に影響する．そこに治療者が介入することで家族関係を調整し，IP の問題行動を改善する．開放システムの考え方は，家族の構造や機能とその病理を解き明かし，対処方法に指針を与える．

開放システムの概念はさまざまなことに活用できる．地域におけるデイケアの位置付けで説明したように，病院は地域医療に属しているため，他の病院や複数の社会資源との関係性のなかで役割を担っている（上位システム）．また，デイケアは病院内のさまざまな部署と連携して，病院運営の役割を担っている．

一方，デイケア内のシステムは複数のプログラムのつながりで構成されており，それぞれのプログラムは，各メンバーのつながりの集団で構成されている（下位システム）．各メンバーには家族や友人とのつながりがあるため，さまざまな影響を受けて，その影響が集団にもち込まれる．

作業療法部門は，病院内のシステムの1つであるため，病院の方針によって作業療法部門の役割が決まり，作業療法士はその目標に従って役割が決まる．つまり，あるレベルを起点として，下位システムと上位システムがあり，そのシステム内の相互関係だけでなく，システム間でも相互に影響し合うという関係である．さまざまな関係性を理解することで，それぞれの役割が見えてくる．システム論で構造化することによって，曖昧なことが整理され，機能的な役割が可能になる．

6. 行動療法

行動療法は，学習した問題行動の消去と適応行動の学習を目的にしているため，無意識や心の深層メカニズムは考慮しない．

理論的背景は，レスポンデント学習やオペラント学習などの学習理論であるが，近年では，社会的学習理論も取り入れられている．

レスポンデント学習には，系統的脱感作療法・自己主張訓練療法・暴露療法などがある．

オペラント学習には，トークンエコノミー法・嫌悪療法・シェーピング法（段階的強化法）などがある．

社会的学習理論には，SST・心理教育・認知行動療法がある．

各技法は，問題行動の消去方法や適応行動の学習方法が構造化されているため，作業療法士も理解しやすく参考になる．

作業療法は，症状や障害に応じて作業活動を選択し，段階づけて使用するため，患者の不安を段階的に軽減したり，適応能力を段階的に強化できる．行動療法の理論と技法を応用することで，作業療法の幅が広がる．

7. 認知行動療法

認知行動療法は，うつ病の治療のために考案され，その目的は，認知の歪みを修正して，問題となるスキーマを変えることである．

治療は，患者の心のなかにあるスキーマや，そこから出てくる認知のゆがみについて，治療者と確認し合うことから始める．さまざまな場面で感じる自分を否定するような負の自動思考を記録しておき，治療者と話し合いながら問題となるスキーマを見つけていく．

たとえば，コラム法では，日常生活のなかでストレスになった出来事に対して，どのような認知が起きたかを規定の用紙に記述する．その記述に対し，一般的にはどのような認知をするのかを考えて記述し，他の人との違いを客観的にしていく．患者は，治療者と共に自己否定的な認知の歪みを外在化し，うつ状態にならない解決策を考え，生活のなかで実践する．そして，実践によって認知の歪みを正常化し，自動思考が変化することを循環的に体験する．

治療構造は，毎日の活動記録表・問題リスト・コラム法などで構成されている．

SST などと同様，治療目的が明確で方法が構造化されているため，活用しやすい．

作業療法は，作業活動中の患者の言動や反応を見て，即座に自動思考や認知の歪みの改善に介入できる．そのため，認知行動療法の理論と技法を取り入れることは，作業療法に有用である．

8. 森田療法

森田正馬によって開発された日本独自の精神療法である．森田は，神経症（不安障害，強迫性障害）の患者は，無意味に病苦を気にするヒポコンドリー性基調によって，ある感覚に注意が集中すればその感覚は鋭敏になる．鋭敏になった感覚は，ますます注意をそれに固着させるという悪循環の「観念の固定」が起こるとした．観念の固定が起こると，「かくあるべし」という思考と現実との折り合いがつかず葛藤が生じ，これを「思考の矛盾」とした．そして，観念の固定と思考の矛盾が交互に作用することで，感覚がますます鋭敏になる「精神交互作用」が起こるとした．

精神分析療法は，不安や葛藤を異物として，その原因を分析・除去しようとするが，森田療法は，不安や葛藤は日常の連続であり，人間として当然のことであるととらえるため，それを取り除こうとすること自体に矛盾があると考える．つまり，不安などの症状を排除するのではなく，「あるがまま」に不安を受け入れ「目的本位」に，今行うべきことをできる範囲で実行することで不安が自然に消え去るという治療原理である．治療者は，あるがままに，目的本位に行動することを指示し，症状については話題にしない．治療者が症状を話題にすると，精神交互作用を刺激することになり，また，患者は

知的理解を求め，体得による自己実現を避けようとする．そのため，治療者の症状に対する不問の態度は治療上重要であるとしている．

森田療法の治療手順は，①外来導入期，②絶対臥褥期，③軽作業期，④作業期前期，⑤作業期後期，⑥社会復帰期，の順に進められる．

外来導入期は，外来面接で適否の判断を行う．入院治療の約束事を明確にし，現実的な治療動機がもてるように援助する．

絶対臥褥期は，食事・洗面・排泄を除いて，一日中臥床するよう指示される．行動は自室内に限られる．目的は煩悶・解脱と生の欲望の惹起である．

軽作業期では，初めて集団と出会うことになるが，個人作業が主であるため，他の患者との関わりは最小限に制限される．目的は生の欲望を現実の軽作業に移行することである．治療者による日記指導が始まる．

作業期前期は，日課に則って食事配膳，病室清掃など日常生活に即したものから，患者同士で役割分担をし，協力し合いながら軽作業を進めていく．目的は生の欲望を自発的作業に移行

することである．

作業期後期は，新人に作業を指導したり，共同作業責任者として作業の割り振りを行う．作業は複雑化し，複数の役割を同時に処理することになる．目的は現実社会への適応である．

社会復帰期は，病院から学校や会社に通ったり，自宅への外泊を通して日常生活に取り組む練習をする．

外面的治療構造は，専用の森田療法室と治療手順で，内面的治療構造は心理的距離を維持した目的本位の行動と日記指導である．

森田療法の治療構造と作業療法の治療構造は似ている．森田療法室は作業療法室に，目的本位の行動は作品を完成させるという行動，日記指導を媒介とした患者と治療者の関係は，作業活動を媒介にした患者と作業療法士の関係に相当する．

森田療法は，作業療法に重要な示唆を与える．作業活動を，あるがままに，目的本位に用いることは，症状へのこだわりを抑制し，現実に目を向けさせることになる．

事例紹介

全般性不安障害の患者

50歳代の男性で，息苦しさや喉のつかえ，動悸などによる死の恐怖を頻繁に訴えていた．作業療法中はもちろんであるが，スタッフルームに来たり，廊下や帰り際に玄関で待ち受けて，繰り返し死の恐怖を訴えてきた．そのつど，大丈夫であることを保証して，決められた作業療法時間内に相談するよう促し，治療構造を守った．作業療法中は患者から訴えがあっても軽く受け止め，協働で作業活動を進め，症状に関しては可能な限り不問にした．しだいに患者の訴えは軽減し，作業活動に集中するようになり，「息苦しさは自分でつくっていたのではないかと思います」との発言があった．

9. 箱庭療法

箱庭療法は，種々のミニチュア玩具のなかから自由に選んだ素材で，砂箱のなかに小世界を構成する自由表現活動である．

箱庭療法の理論的背景は，カルフ（Dora Kalff）の母子一体化理論である．カルフは，患者が母性に包まれることによって癒されることに注目した．箱庭は，セラピストの心理的守りと砂箱で守られた世界が，母と子のつながりに代表されるような基本的な信頼関係を成り立たせるとした．これをカルフは，「自由にして保護された空間」と呼んだ．砂に触れることは，成人でも子どもでも防衛を解放し，治療に必要な適度の退行を促す効果がある．そこには，防衛の枠を超えたクライエントの内界のイメージが表出され，それをセラピストは見守り共感していくという内面的治療構造である．セラピストが，クライエントに自由で保護された空間を提供しその表現を見守ることから，クライエントの自己治癒力が働き始める．そして，カタルシスから自発性，内界の統合から洞察に至ることが期待される．

一望できるサイズ（内法 57 × 72 × 7cm）の砂箱は，退行と統制を促し，外面的治療構造として自我を保護する．その一方，セラピストと砂箱に守られた空間は，枠のない世界では表出しないような激しい攻撃性や破壊的なエネルギーが表出されることがある．砂箱からはみ出すような表現や極端に統制が取れない場合は中止する．自我が成長していない子どもや，自我境界が曖昧な統合失調症やボーダーラインの患者に使用する際は，注意が必要である．砂箱と

いう枠は，外面的治療構造である作業療法室に相当すると考える．

箱庭療法の用具は，内側が青色で塗られた砂箱とミニチュア玩具である．用意された玩具はクライエントの欲求に応じて使用されるため，その活動は構成的レベルと創造的レベルの中間に位置すると考える．

評価は，統合性・空間配置・テーマ性・使用された玩具の象徴的意味・主体的水準と客体的水準で解釈する．

統合性とは，作品のまとまり・豊かさ・繊細さ・流動性・生命力などである．

空間配置とは，絵画療法にも利用される空間象徴の考え方で，箱の左側の領域は内的・無意識的・過去の世界を，右側の領域は外的・意識的・現実の世界，下側は無意識，上側は意識を意味するとされる．

テーマ性とは，表現された内容や発言からどのようなテーマがあるのかを推察し，その経過を追うことである．

使用された玩具の象徴的意味はさまざまであるが，蛇は変化，海は母性の象徴とされている．

解釈には，主体的水準と客体的水準がある．

主体的水準は，表現の内容をクライエントの内的世界を反映するものとして解釈する．作品のなかに現れた山や家や動物など，すべてがクライエントの心の構成要素として解釈する．

客体的水準は，クライエントを取り巻く周囲の問題と関係づけて解釈する．たとえば，怪獣の玩具は主体的水準では力強い新しい自我の部

分と解釈でき，客体的水準ではうるさく厳しい母親や怖い父親と解釈できる．常に2つの世界を考えて解釈する必要がある．

作業療法でも同様で，対人関係障害を精神力動論で解釈するか，精神神経学的に認知障害としてとらえるかで，介入方法が異なるため，その両面を考慮することが大切である．

10. 芸術療法

芸術は，人類の歴史のなかで消え去ることなく，人類とともに存在している．人間の根源的欲求と考えられ，それを満たす芸術に治療的要素があることを疑う余地はない．

芸術療法には，絵画療法，音楽療法などがある．作業療法では，作業活動として絵画や音楽を用いるが，理論に依拠して活用することが少ないようである．基本理論を知ることは，リスクを排除して，より治療的活用につながる．

1）絵画療法

絵画療法は，患者の意識下に抑えられている諸問題を，治療者に自然に安全な表現手段で伝えてくれる．絵画による非言語的な意識下の意味表出や自己表現は，患者に自己を客観的にとらえさせ，自己理解や洞察を促す．

絵画は個人でも集団でも用いられる汎用性が広い作業活動である．作業活動の治療構造で説明したように，個々の患者の状態に応じて構成的レベルから創造的レベルまで段階づけて使用できるが，さまざまな患者で構成される集団療法で画一的な題材を提供することはリスクを伴う．

筆記用具の素材も考慮しなければならない．色鉛筆は硬く，パステル・クレパス・絵の具の順に柔らかい感覚になる．柔らかい素材や子どもっぽい題材は退行を促しやすく，意識下を表現させやすいとされる．そのため，自我が未熟な患者は内界を統制できないことがあるので注意を要する．

中井は，カルフの箱庭療法からヒントを得て，枠づけ法と風景構成法を考案している．

枠づけ法は，患者の目の前で画用紙に枠をつけて描かせる．枠は心のなかにも枠を与え，描き手の表現を保護する一方，安心感を与えて内界を表現しやすくするとしている．

風景構成法は，枠づけした画用紙に「川，山，田，道，家，木，人，花，動物，石，足らないと思うもの」の順に描きこませ，彩色させて完成させる．手順が構造化されているため評価として使用できるが，自己洞察を促す精神療法としての機能とその治療経過をとらえることが可能である．

絵画療法の分析は，描線・色彩・構図・象徴などの形式分析，感想・描画中の会話などによる内容分析，画風・描画内容などを継時的に比較する継列分析がある．

2）音楽療法

音楽は，生まれた時から日常生活にある最も身近な芸術である．音楽を聴いた幼児は，教えなくてもリズミカルな身体反応を引き起こすことがある．

音楽療法は，情動に直接働きかけてさまざまな感情を惹起させ，感情の発散と統合を図り，コミュニケーションを促す．

音楽療法の治療構造は，聴くという受動的音楽療法と，楽器演奏や歌唱という能動的音楽療法がある．どちらも個人療法と集団療法に用いられる．

音楽の構成要素はリズム・メロディー・ハーモニーなど一定の法則上に構造化されているため，合唱や合奏では協調性が必要となり，集団一体感が養われる．個人療法では，自己愛の充足や情動の発散に有用とされている．

導入時の音楽は，情緒的なレベルで患者に不快反応を起こさせないことを目的として，患者の気分やテンポと同質の音楽でなければならないという，同質性の原理がある．まず，同質の音楽で患者の情動とらえたあと，治療的に望ましい気分の方向へ音楽を転換させていくという技法である．うつ状態の患者には，激しいリズムは負の刺激になる．同質性の原理は，作業活動選択の際に患者の状態に応じた種目や方法を提供することと同様である．

音楽が与える情動への刺激は，退行を促し，対人緊張を和らげるため，歌詞の内容やメロディーを話題にして，気分や感想を尋ねたりしながら内界に触れることも可能である．

作業療法では，カラオケで歌って終わることが多い．カラオケを集団療法として治療的に活用するためには，なぜこの歌を選んだのか，歌詞やメロディーから何を感じたのか，どのようなイメージが湧いたのか，などを全員で話し合うことである．歌にまつわる思い出を引き出し，歌に反映させて感情や思いを共感できるため，直接自分をさらけ出さずに，自分を振り返ることができる．治療者は，患者の心の襞に潜む何かを垣間見ることができる．

音楽を用いる場合に注意すべきことは，音楽は好むと好まざるとにかかわらず侵襲的に聴覚を刺激するため，対象・場・選曲という治療構造を考慮することが重要である．作業療法室でBGMをかけていることがあるが，参加者全員に好ましいとは限らないので，筆者はかけないようにしている．

11. 心理劇

心理劇は，モレノ（Jacob Levy Moreno）が創始した集団療法の一技法で，患者の心理的問題に対して即興劇を演じさせることにより治療していく方法である．

心理劇の理論的背景は，自発性理論と役割理論である．自発性理論とは，瞬時にその事態に

応じた適切な行動がとれる能力で，創造性を生み出すという考え方で，役割理論とは，自発性が具体的に適用されるためには適切な役割が必要であるという考え方である．

治療目的は，自発性・協調性・適応性の向上・カタルシス・自己洞察などである．

心理劇の外面的治療構造は，床から上がった舞台である．舞台は現実から切り離されている枠であるため，自由な自己表現が許される．内面的治療構造は，治療者である監督・演者・演者を助ける補助自我（助監督）・観客で成り立っている．これらの要素が，演者の自我を保護し成長させる構造になっている．

代表的な治療技法としては，役割交換法・二重自我法・役割代理法などがある．

役割交換法は，役割を交換することによって相手の身になって考えることを促し，人間関係の相互的な理解を体験させる．

二重自我法は，自分でも気づいていない心のなかの矛盾を気づかせる方法で，補助自我が黒子のように演者の心の動きを傍で言語化し，矛盾したり対立したりする心を演者に気づかせ，解決させていく．

役割代理法は，劇のなかで困難な場面にぶつかり，解決できない演者に対して，補助自我がその場面を代わって切り抜ける．それを見ていた演者に自己反省を促したり，新しいヒントを与えたりする．

治療の流れは，ウォーミングアップの後，主役とテーマが決められ，即興劇が開始される．即興劇であるため，劇の展開によってさまざまな脇役が出演することになる．終了後に，シェアリングという話し合いが行われ，体験や思いを共有して理解し合う．

心理劇の治療構造は，作業療法の治療構造と非常に似ている．舞台は作業療法室，テーマは作業活動，演者や観客は作業療法室に参加している患者，監督は担当作業療法士，補助自我は他のスタッフ，シェアリングは集団作業療法の終了ミーティングにあたる．

12. 園芸療法

園芸療法は，欧米では広く用いられている．日本の精神科病院では，農園芸として大集団で行われることが多かったが，現在は構造化された集団療法として行われることが多い．

園芸療法は，種まきから結実まで長期間に及ぶ日々の管理が必要であるため，忍耐力と責任感が養われる．それと同時に，生命の息吹を感じ，開花・結実の喜びを知ることで満足感を体験できる．また，時の経過や季節感を実感できる．そして，植物を鑑賞し，収穫物を調理して会食することで，それまで世話してきた過程を振り返り，共有することができる．何を育てるかを自由に決めることができ，世話する責任感と充実感，集団における所属感を得ることができる小さな治療共同体である．

園芸療法の治療構造は，枠づけされた花壇や畑，そして役割と責任という構造である．この枠が広すぎると負担になるので，集団に応じた広さを考える必要がある．広い畑で，集団の人数が多いと自分たちの所有物という思いが薄

れ，役割と責任が曖昧になる．個人ではプランターや鉢植えを利用し，病棟から近い場所で行うことが望ましい．自分の畑・自分たちの畑という，自分の所有物であるという動機づけが世話する喜びを増す．

13. 治療共同体理論

治療共同体とは，病院あるいは病棟の全環境を，職員と患者とが平等な一体関係にあるコミュニティ（共同社会）として，治療を進めていく理念である．病院の階層的構造の打破と患者参加を含む民主的運営，リハビリテーションの積極的推進などを目標にしている．イギリスでは社会療法，アメリカでは環境療法と呼ばれている．

歴史的には，フランスのピネル（Phillipe Pinel）が，モラルトリートメント（人道的治療法）を行った時代にまで遡る．収容所的精神科病院の患者を鉄鎖から解放し，人道的に接することの重要性を主張し実践した．イギリスでは，メイン（Main,T.F.）が戦争神経症になった兵士を，治療共同体という言葉を用いて集団的に治療し，リハビリテーションを進めた．その後，ジョーンズ（Maxwell Jones）やクラーク（David Clark）が確立させて，アメリカにも多大な影響を与えた．

閉鎖的で管理的な病院では，もの言わぬ従順な患者はよい患者，もの言う患者は扱いづらい患者というレッテルを貼られる．そのため，患者は安心と安定を得るため，脱社会化という高価な代償を払う．そして，自主性や主体性を奪われ "患者" としての役割を強いられ，ホスピタリズムに陥り，社会復帰に際して困難に出会う．また，このような治療環境は患者を悪循環に陥れる．

メインは，病院をより治療的な環境にするために，自主性や責任性を尊重する治療共同体を提唱した．ひとつの病院または病棟を社会的共同体とみなし，患者もスタッフもその構成員として参加し，病棟の運営から問題の解決まで，ミーティングで解決することを推奨した．

クラークは，一般科病棟と刑務所の中間のような精神科病院は治療的雰囲気を損なうものであり，治療共同体的運営は，精神科病院が提供しうる治療法のなかでもきわめて重要なものとして，メインやジョーンズの実践を発展させた．

治療共同体は，患者の人格や自尊心の尊重，患者への信頼，活動を理念として，患者もスタッフも平等で，民主的な運営を目指し，病棟の運営や生じた問題は全員で解決しようとする許容性が重要である．そのなかで患者は依存性を克服し，相互に理解し，責任性を強化し，自己評価を高めることになる．そして，患者が相互に治療的存在としての役割を果たす．

病棟の治療構造と実際の運営は，ヒエラルキーを取り払った各種のミーティングで構造化されていて，治療共同体の治療文化を形成するうえで重要である．全員に関係する情報の共有と運営方針を検討するコミュニティーミーティング，運営方針やスタッフ間の問題を検討する

スタッフミーティング，各種活動グループの運営を検討するグループミーティング，臨時ミーティング，患者自治会などで構成される．

　治療共同体は，活動を介して自由と責任を学び，社会性を養う民主的治療的環境である．この自由と責任と活動が，患者を社会的現実に直面させ，現実的学習が可能になる．これは，作業療法室という外面的治療構造の基本となる治療環境のあり方を教えてくれる．

　治療共同体の運営は，終わりのない目標であるが，その理念・目標・運営方針は，精神医療の基本であり，筆者の精神医療観の根幹をなすものである．

参考文献

1）福島　章：精神分析で何がわかるか．講談社，1991．

2）小此木啓吾，福島　章，松木邦裕，他：AERA MOOK，精神分析がわかる．朝日新聞社，1998．

3）桂載作，杉田峰康，白井幸子：交流分析入門．チーム医療，1990．

4）R.P.リバーマン，W.J.デリシ，T.ムシャー：精神障害の生活技能訓練ガイドブック．池淵恵美訳，医学書院，1992．

5）後藤雅博編：家族教室のすすめ方－心理教育的アプローチによる家族援助の実際－．金剛出版，1998．

6）J・レフC・ヴォーン：分裂病と家族の感情表出．三野善央，牛島定信訳，金剛出版，1996．

7）W・L・ミクラス：臨床行動変容法．斎藤義夫訳，金子書房，1981．

8）アーロン・T・ベック：認知療法．大野裕訳，岩崎学術出版，1990．

9）ジュディス・ベック：認知行動療法実践ガイド．基礎から応用まで第2版，星和書店，2015．

10）小此木啓吾，近藤章久，西園昌久，他：精神療法の理論と実際．三浦岱栄監修，医学書院，1968．

11）岩井　寛：森田療法．講談社現代新書，講談社，1986．

12）河合隼雄：箱庭療法入門．誠信書房，1969．

13）山口　隆，増野　肇，中川賢幸：やさしい集団精神療法入門．星和書店，1988．

14）徳田良仁，大森健一，中井久夫，他：芸術療法Ⅰ理論編．岩崎学術出版，2001．

15）中井久夫：精神分裂病状態からの寛解過程－描画を併用せる精神療法をとおしてみた縦断的観察－．分裂病の精神病理2巻，宮本忠雄編，東京大学出版会，1974．

16）村井靖児：音楽療法の基礎．音楽之友社，1998．

17）松井紀和：音楽療法の手引．牧野出版，1997．

18）高良　聖：サイコドラマの技法－基礎・理論・実践－．岩崎学術出版，2013．

19）吉長元孝，塩谷哲夫，近藤龍良：園芸療法のすすめ．創森社，1998．

20）ミッチェル・ヒューソン：園芸療法実践入門－心へのアプローチ－．菅由美子訳，エンパワーメント研究所，2000．

21）マックスウエル・ジョーンズ：治療共同体を超えて－社会精神医学の臨床－．鈴木淳一訳，岩崎学術出版，1977．

「疾患を診て人を診ない，人を診て疾患を診ない」という医療はない．

医療とは病を抱えた人の総体を診ることである．

第6章

患者理解と治療的対応

作業療法は病を抱えた人，あるいは疾患と障害が共存した人を対象にするため，作業療法士には「人の存在とは？」「人生とは？」という哲学的・倫理的問いが常につきまとう．そのため，精神医療の基盤となる精神医療観と医療人としての構えを備えることが重要である．医療とは病を抱えた人の総体を診ることであり，「疾患を診て人を診ない，人を診て疾患を診ない」という医療はない．まずは，疾患を問わず，精神障害者に対する基本的な理解の仕方と対応方法を学ぶことが重要である．

以下に，患者理解とその治療的対応について基本的なこと，臨床経験から導き出されたこと，各章で述べたことも含めて整理し説明する．

1. 精神医療観の確立──人間の尊厳の保障

精神医療観というものは，哲学的・倫理的色合いが強く，文化的背景や社会的背景，置かれた医療環境（治療文化）によっても異なるためその定義はむずかしく，かつ，一朝一夕には確立できない．

作業療法の専門性が確立されていれば，置かれた医療環境に影響されることは少ないと考えるが，仮に，専門性が確立されていたとしても，作業療法士に基盤となる精神医療観や患者・治療者関係の基本的関係の在り方が備わっていなければ望ましい治療展開はできない．筆者が考える精神医療観の基本は「人間の尊厳の保障」である．病者である前に人間であるということは当然であるが，精神医療において

は，時としてその疾病性が個としての人間性を観ることを阻むことがあり，病者あるいは患者としての役割を強いる危険性がある．人間の尊厳を保障した精神医療観は，非治療的な誤った対応を防いでくれる．

疾患別作業療法を論じることは必要だが，画一的な対処法にとらわれて「疾患を診て人を診ない」ということになりかねない．表層的な方法論や技術論は，患者と治療者が向かうべき方向性を見失う．

「技術なき理念は空語に堕し，理念なき技術は方向を見失う」という上田[1]の言葉があるが，精神医療従事者にとって，精神医療観と専門性の確立は車の両輪のようなものである．

2. 作業療法士という医療人の構え— 回復への信念と希望をもつ

作業療法は，日常生活における諸活動を幅広く活用するため，心理教育や認知行動療法などのように治療的特殊性が見えにくく，治療効果の有無と原因を断定することがむずかしい．そのため，治療者としての責任を問われることが少なく，作業療法士自身も治療者としての構えを自問しなくなる．治療者としての責任を問われないかわりに，作業療法士の存在価値そのものが問われていると言っても過言ではない．

また，看護師が行うレクリエーションや生活指導，臨床心理士が行う集団療法，精神保健福祉士による就労支援など他職種と役割がオーバーラップするため，アイデンティティークライシスに陥ることもある．

作業療法士が治療者としての構えを維持するためには，作業活動を外科医のメスや内科医の聴診器のように活用するという自覚が必要である．治療であるためには，悪化させることは許されず，治療者の責任として少しでも改善することを最低条件としてアプローチしなければならない．

また，作業療法士は，患者の日常生活の回復と生活障害の改善を主な目標にするため，支援者としての関係を長期間維持しなければならない．そのためには，自分が思う自分と，他者から見られる自分を知り，治療者として改善すべき点を自己分析して，専門職としての態度と知識と技術を修得することが必要である．

患者が病を抱えながら生きていることに敬意を表し，必ず変化する，改善するという信念と希望を抱いて支援するという，治療者としての責任を放棄しないことである．

3. 治療者の基本的構え— 傾聴，受容，共感，支持

患者の治療動機は，不安から逃れたい，悩みを聴いてほしい，生活を立て直したい，などさまざまであるが，多くの患者は，希望を失くし，混乱した感情と思考により具体的解決方法が見出せない状態にある．そのため，現実的でない漠然とした思いを語ることが多い．治療者は迷路の中にいる患者と共に，近い将来の現実的な目標を模索しなければならない．

治療者の基本姿勢は多くの著書で述べられているように，傾聴・受容・共感・支持である．

傾聴とは，ただ聴くということではなく，話の内容，その時の表情や態度，話し方，声のトーン，そして，その奥に潜む思いに，治療者の思いを寄せて，聴き入るということである．治療者が喋りすぎると患者は口をつぐむので，喋り過ぎないということを心がけることである．それほど喋っていないと思っていても，意外と喋っているようである．

受容とは，患者が何を話しても批判することなく，治療者の価値観を排除して，無条件に肯定的に尊重して受け入れるという，柔軟で寛容な治療的態度である．ロジャース（Carl

Rogers）の来談者中心療法における，治療者の条件である「無条件の積極的肯定的関心」に代表される.

　共感とは，患者の心のなかに自分を移し入れて，思いを汲み取る作業である．傾聴と受容によって，患者の内界に共感することが可能になる．患者の思いのすべてに共感することは不可能であるが，限りなく近づくことは可能であるため，共感する努力を惜しんではならない．ただし，患者の思いに共振れして，治療者が葛藤を起こし，治療的客観性が保てなくなることには注意する必要がある．これは，共感するという一方で，同時に客観的視点をもつという矛盾した関係性であるが，治療が混乱しないためには必要な内面的治療構造である．サリバン（Harry Stack Sullivan）のいう「関与しながらの観察」である.

　支持とは，何があっても安定した態度で，不安や悩み・苦しみを受け止め，自己治癒力の協力者として誠実に寄り添うことである．治療者の穏やかな安定した態度は患者に安心感を与え，依存してもいいことを認めることになり，患者は心が開きやすくなる.

　病と戦いながらも現実生活の中で努力していること，そして健康な部分を指摘することが自己肯定感をもたらし，自信と勇気を与える．信頼関係を築くことは当然であるが，傷つき体験がある患者との信頼関係を築くには時間を要するので，まずは信用されることである.

　ただし，傾聴・受容・共感・支持という基本姿勢は大切であるが，安易に理解や共感を示すと，かえって患者に不信感を抱かせることがある．また，支持的精神療法は患者が解決の主体であるため，自我が脆弱な患者や自分で決められない患者は，対処の方向性が定まらず苦悩に変わることがある．そのため，状況に応じて，タイムリーに方向性を示すことも必要である．また，生活へのアドバイスや作業活動においては，状況に応じて指示的に対応することも必要である.

4. 具体的治療（対処）技法

　作業療法士は，作業活動を媒介とした非言語的交流による介入を中心にしているが，人は内言語で思考し，表出した言語で交流を行うため，非言語的交流のみならず言語的交流による精神療法を学ぶことで治療効果を深めることができる.

　最も基本的な治療技法は治療構造を守ることであるが，治療構造に関しては先に説明したので，以下は，言語的交流を含めた作業療法の治療展開における患者理解と具体的な対処技法を説明する.

（1）導入時オリエンテーションは説明と同意（Informed Consent，以下 IC）である

　導入時オリエンテーション・面接は治療の始まりであり，外面的治療構造の形成と動機づけに重要である．そのため，一般的な作業療法の説明で終わらないように心がけて，日々何に困り，何を必要としているか知り，治療方針を具体的に提示する必要がある.

　近年，作業療法においても IC が普通に行わ

れるようになっているが，外面的治療構造の治療契約と同様，治療同盟，信頼関係を構築するための大切な手続きである．IC は治療者の説明を患者が 100％理解できて成立するが，患者が 100％理解するためには，治療者と同じ知識が必要であるため現実的には不可能である．たとえ患者が 100％理解できたと仮定しても，それを証明する方法はない．つまり，完璧な IC はできないということである．治療者は IC を手続きとして行うことで，したつもりになるが，IC にはこのような矛盾をはらんでいることを前提に，心して行うべきである．

（2）患者理解の始まりは共感と受容から

精神障害者に対する一般的イメージは，わけのわからない人，困った人，煩わしい人，などと現在でも偏見が絶えない．医療者は「何をしていいかわからなくなっている人」「どうしてよいか困っている人」「病を患っている人」として理解することは当然である．

患者は「周囲が変になっている」「変になっている自分」「考えがまとまらない自分」「うまく伝えられない自分」「うまくできない自分」「何をどうしていいかわからない自分」などから不安と混乱が渦巻き，自己の存在感や価値観を消失し，希望を失くしている．治療的関係は，行き場を失った患者の思いに共感し受容することから始まり，不思議に思うこと，わからないことを理解しようとすることが治療関係を発展させる．わかったつもりになった時が固定観念の始まりで，治療的展開が途絶える．いかにもわかったような口調や一方通行の解釈の押しつけは，患者には不愉快で，心を閉ざす原因

になる．

（3）傾聴と確認

治療者が患者に「お話はこういうことですか？」「どういうことか，もう少し詳しく話してください」と疑問や不明な点を確かめる作業は，患者に自分の思いを整理して，振り返るきっかけと方向性を与え，傾聴するという態度を示すことになる．また，治療者の確かめる作業は，傾聴するという構えを維持して理解を深めることにつながる．そしてより深く患者を理解するためには，不思議に思うこと，何がわからないのかを把握することが重要である．治療者の焦りや早わかり，理論に当てはめた解釈は，患者自身の振り返りや内省を妨害して方向性を見失わせる．そればかりか，怒りを買うこともある．

（4）話を本題に戻す

話の筋道が外れた時に本題に戻すには，タイミングと戻し方がある．患者は話をいきなり遮られると不愉快に思う．患者が一息ついたタイミングを見はからって「先ほど話していたことをもう少し詳しく話してください」と問いなおすと自然に本題に戻すことができる．

（5）語りすぎない

患者は，さまざまな悩みをもっているが普段は多くを語らない．しかし，何かのきっかけで，多くのことをとりとめなく話すことがある．治療者は，聴いてほしいという思いを受け止め，感情の表出が自由にできるように傾聴する．頃合いを見はからって，ゆっくりと多くを語らず「〜ということですね」と要約して，理解できたことを伝える．治療者が語りすぎる

と，大切なことも患者の記憶に残らない．また，治療者の価値観や考えを述べたりすることは慎み，患者の思いに寄り添うことである．患者は，話し終えた時は胸のつかえがとれたような気分になるようである．

(6) タイムリーな言語的フィードバック

作業活動や話の背後にある感情や思いに共感して，タイムリーに言語的フィードバックをすることは，患者を受容し，感情の明確化を促す．「楽しい体験でしたね」「努力の甲斐がありましたね」など，作品の完成時に賞賛する言葉や，生活上のできごとに対する自信づけをするような言葉は，薄れた正の感情を呼び戻し，自尊心を生む．一方「辛くて，苦しい思いをされましたね」という負の感情を受け止める言葉は，心を癒し，理解してくれる人がいるという安堵感を与える．

(7) 共感的表現「～ですね」の法則

治療者は，患者の語ることを理解しようとして，頷いたり，あいづちを打ったりする．そして，「悲しいですね」「大変ですね」「辛い思いをされましたね」などの言葉は，患者自身の思いを代弁する共感的表現であり，患者の思いを受け止めることになる．また，治療者は患者ができたこと，達成したことを見出し，評価して，それに対する患者自身の満足や喜びに共感することも大切である．「完成できてとてもよかったですね」「自信がついたでしょう」といったフィードバックにより，自己を振り返り，自己の価値観を噛みしめることになる．患者の思いや言葉を反映し，その語尾に「～ですね」を付け加えることで，思いに寄り添った共感を表明することになり，話の要約や感情の明確化にも活用できる．

筆者は「～ですね」の法則と名づけている．

(8) 逆転移の感情に気づく

治療者は，患者が主体的に行うべき回復の作業を肩代わりしたり，抱え込むことがある．逆に，自立を促すということを意識するあまり，必要以上に突き放すことがある．そこには，治療者自身の依存と自立をめぐる未解決な葛藤が潜んでいる場合があるが，治療者は，患者の問題ととらえ，逆転移感情に気づかない．そのため，第三者による客観的な視点でアドバイスを受けながら，自分の転移感情を洞察し，治療関係を俯瞰することが重要である．治療者が自己洞察を深めることは，治療者としての能力を高めることにつながる．

(9) 依存の意味を考える

一般的に，依存という言葉は「依存的な患者」というように自発性や主体性・自立の対局的意味合いで表現されることが多く，負のイメージでとらえられる．作業活動中に繰り返し手を止める患者，いつも途中で投げ出す患者がいる．そこには，手伝ってほしいと素直に言えない患者の姿がある．作業療法士は依存的な患者だととらえ，自立や主体性を促すという治療方針で，玉虫色の対応で決断をほのめかしたり，無視したりすることがある．患者は，針のむしろに座らせられたような耐えがたい気持ちかもしれない．過去，信頼した依存対象をもてなかった患者の依存からの脱却と自立は，安心して依存できる人や場から始まると考える．治療者は安心できる環境を提供して，患者の依存を受け止めることである．依存という言葉を安易に否定的に使うべきではなく，依存の裏に潜む意味を考えることである．また，無視するという治療者自身の逆転移感情を吟味することも

必要である.

（10）対人距離を操作する

　適度な対人距離をとれない患者には，治療者が時間距離と空間距離を用いて，対人距離を操作しなければならない．患者の依存を認め，受容することは基本であるが，過剰な依存的関係は，患者の自我の成長を妨げたり，退行を深めたりすることがある．治療者は対人距離を操作することで過剰な依存を抑制して，患者の自我を支えて見守る必要がある．また，依存体験が乏しい患者，両価的感情を抱く患者は，治療者の許容量を超えるような過剰な依存関係を求めてくることがある．治療的関係を維持するためには，治療者は自分の許容量を意識して，対応できる距離を保つように心がけることである．治療的対人距離は，治療頻度・治療時間の長さ・空間における患者との距離・作業活動の用い方により，物理的にある程度操作することができる.

（11）患者のサインを感じとる

　患者は，理想自我と現実との間で葛藤を抱えている．患者は，作業活動という現実によって，幼児的万能感による理想自我を切り捨て，現実の自分を受容するという体験を繰り返す．作業療法士は，その喪失体験を支えて，現実を受け入れるという悲哀の仕事を共有し支える．患者は，作業活動を通して，自分ができること，できないことを体験する．月日はかかるが，できることを積み重ねていくと，自信と自尊心を取り戻し，できないことに助けを求めるようになる．つまり，障害受容の始まりである.

　助けを求めるサインは，素直に言語化することもあれば，無言で態度や行動で示すこともあ

る．この場合，作業活動を中断したり，作業療法士に視線を投げかけたりする．作業療法士は，助けのサインを感じとる鋭敏な感性が必要である．これらのことを表面的にとらえて，依存を拒否して，自立を促すという対応は，見捨てられ体験の再現となる．自分の弱点をさらけ出しても，自分の立つ瀬は奪われないという安心感を保障することである.

（12）感性（気づき）を磨く

　精神疾患は，短期間で顕著な改善を認めることが少ない．特に慢性状態の患者の変化は，微々たるもので気づきにくい．ほとんど会話をしなかった患者が，半年後に「こんにちは」と小声で挨拶することがある．このわずかな変化を見逃さず気づくためには，観察力と繊細で鋭敏な感性が求められる．わずかな変化に気づき，その変化に潜む意味を考えることで，その後の治療展開が変わってくる.

　治療者が感性を磨くためには，初心を忘れず，常に感動する心，共感できる心をもち続けることである．誤ったベテラン意識をもつと，患者を固定観念でとらえ，疑問に思うことをしなくなる．固定観念や決めつけは気づきを邪魔する．患者を知りたいという興味と関心をもち続けることで，小さな変化に気づき，疑問を生み出すことにつながる．疑問が知識欲の源になり，知識が増えれば感性はさらに磨かれる．そして，知識と経験は治療者に余裕を与え，余裕があれば患者を落ち着いて観察することができるようになり気づきが増す．この気づきが共感を深め，患者の受容と理解や問題点の把握につながる.

　治療者に余裕がなければ緊張して気づきが削がれる．また，治療者の緊張は患者に緊張と不

安を与え，自然な交流ができず情報不足になる．

（13）沈黙の意味を考える

沈黙には，抑うつ状態や思考障害などの精神症状に基づくものがある．他には，治療者が秘密を守ってくれるだろうかという不安による沈黙，話したほうがいいのか迷っている時の沈黙，話してもどうしようもないという思いの沈黙，そして治療者に対する拒否や抵抗などによる沈黙がある．その一方で，打ち明けた後の安堵感による沈黙，話したことを振り返っている時の沈黙，自分の思いをどのように話そうか，と考えている前向きな沈黙など，さまざまな意味がある．

治療者は，沈黙を苦痛と感じることがしばしばある．患者の沈黙に耐えられず，脈絡がない唐突な話題で沈黙を破る．治療者は，慌てず，焦らず，落ち着いて，沈黙の意味を考えることで，無意味な会話をせずに待つことができる．待つということは，患者のペースを追い越さないということである．また，間を置いて「先ほどの話をもう少し詳しく話していただけますか」という問いかけで，沈黙から本題に戻す方法もある．幸い，作業活動は非言語的交流なので沈黙を守ってくれる．

（14）秘密を保障する

治療者は，患者から多くの情報を得ようとするが，患者が秘密をもつことを保証すべきである．話すか話さないかは，患者の自由意思にあるという前提を忘れず，患者が話す時まで待つことである．興味本位で聴いてはならず，患者が言いたくないことは，無理に聞き出さないようにする．患者が言わないこと，言いたくないことは患者の秘密であり，秘密を保ちうる自律

した自我をもっているということである．

（15）自閉の意義を考える

多くの治療者は自閉を精神症状あるいは対人関係の障害としてとらえ，その扉を開けようとするが，患者は自己防衛を破られる恐怖のため，より頑なに拒否して自閉の殻に閉じこもることがある．統合失調症患者は，幻聴や妄想を配して，交流を阻止することもある．対人交流は侵襲的な刺激なので，治療者の不用意な介入や他者との対人交流を促すような介入は害になることがある．治療者は，患者に安心できる存在であることを認識させるまでは不用意な介入をせず，作業療法室にいるだけでいいことを保障して，静かに寄り添うことである．患者が自閉の扉を開けるには月日がかかるが，安心できる人と場が広がれば，自閉の空間が広がる．

一方，見極めはむずかしいが，自閉することが発展的自己防衛になると考えられる患者には，控えめな関与で，患者には無理して対人交流をしなくてよいことを伝える．いわゆる自閉の勧めである．そして，自閉のなかで自分のペースで活動することを支持する．患者は自我の安定を保ち，内的活動性を維持して，安定した日常生活が送れるようになる．神田橋のいう自閉の利用[2]である．

（16）回復過程に応じた介入をする

治療の見通しを立てるためには，病気の回復過程を知ることが大切である．

統合失調症の回復期前期（消耗期）は，統合失調症後抑うつ状態（post psychotic depression, post schizophrenic depression）といわれる，臥褥・過剰睡眠・無力感・抑うつを中心とした病態が出現する．中井は，この状態の患者は，人格構造そのものがひどく疲弊しているため，外

界を因果関係で理解することがむずかしいとしている．患者は「頭が働かない・体が動かない・いくら寝ても寝足りない」などの活動性の低下を示す．これは，エネルギーを使い果たした状態であるとともに，将来の再起の芽が出てきつつある状態でもあるため，十分な睡眠と休息と保護が必要であるとしている．この時期に活動することを強いるような介入は，症状悪化を招き，回復過程を妨害することになり，それが慢性化への一歩になるとして，治療者の不用意な介入を戒めている．そして，この平穏が揺さぶられることによる不信感は計り知れないとし，寂しさを保護してくれる治療者の存在や環境が必要だとしている．

作業療法士が注意すべきことは，安易に抑鬱状態，自閉状態という評価を下すことによる侵襲的な介入である．自閉の利用でも述べたが，自閉を保護するという，病者の傍らで静かに寄り添い，慎み深くも開かれた姿勢で，沈黙して向き合うというシュビング的接近[3]が大切である．また，患者は急性期や症状増悪期の混乱した状態においてもすべてのことを感じとっているため，伝えるべきことは丁寧に話し，礼節をもって対応しなければならない．

（17）治療的交流を常に心がける

患者と治療者との交流は，非言語的交流・言語的交流を問わず，すべてが治療的交流であり，無意味な交流や雑談はないと考える．雑談のように見える世間話もその背後に治療的配慮が必要である．作業活動は，患者だけでなく治療者もリラックスさせるため，無意識に不用意な対応をしたり，治療者の特性が露呈したりする．患者は些細なことで傷つき，治療者が思いもかけないことを覚えている．治療者のすべて

の言動は，患者に影響を及ぼすと考え，治療者としての構えを忘れないことである．

（18）患者の言動には，患者なりの意味と目的がある

治療者は，患者の精神症状を含めて，すべての言動には患者なりの意味や目的があり，自己防衛であると理解すると，患者に振り回されることなく，距離をおいて客観的に対応できる．患者の日常生活の様子を観察していると，些細なことに影響を受けていることがわかり，行動パターンも見えてくる．了解不能と思われる妄想も了解できることがある．理解できないことは治療者の思いのなかに留めて，あまり追求しないほうがよい．後々わかることもある．

（19）自己治癒力を支援する

治療者は，患者が病と戦いながらも一生懸命生きている努力を認め，健康な部分やできることを共に探し伝える．健康な部分で交流することは，現実感と自己肯定感を与え自己治癒力を高めることになる．

作業活動は，患者の絶望感や無力感・無価値観を自己肯定感に置き換える作業である．見通しがない突き放し，過度な介入や退行させるような対応は，自己治癒力の芽をつむ．回復への作業の主体は患者自身であるため，治療者は誠実に礼節をもって自己治癒力を支援しなければならない．

（20）期待しすぎない，頑張りすぎない，見守りの姿勢

治療者は，患者に期待しすぎないことである．期待しすぎると患者を追い込むことになる．作品の完成を目指す作業療法では，治療者が頑張りすぎることがある．治療者が頑張りすぎると，患者は期待に応えようとして疲弊す

る．治療者が頑張るということは，治療者が主体で，患者は治療者のために頑張ることになる．自己治癒力の回復への主体は患者である．治療者は「こうなってくれたら」「こうしてくれたら」と思わず，「できることをしてくれればいい」と思うことで，患者の自己治癒力に寄り添い見守ることができる．

治療者は，患者を支えながら共に歩み，焦らず，諦めず，患者が変化することを信じて，待てる余裕をもつことである．待つということは，患者を信頼するということである．

（21）迷うことは患者理解のプロセスである

治療者は，介入したほうがよいのか，しないほうがよいのか，介入するならどのようにするのかを考えなければならない．治療者はしばしば迷うが，迷うという控えめな態度は，誤った介入を防ぎ，患者の主体性を尊重することになる．治療者の迷いは，否定されるものではなく，迷うということが患者理解のプロセスであり，それ自体が治療的介入であると考える．

（22）説明・説得・忠告・指示・励ましについて

「誰にもそのような悩みはあります．あまり悩まず頑張りましょう」「こうしたらどうですか」などという一般的な説明や説得は支持的に聞こえるが，患者は，耐えきれない孤独感や不安が押し寄せるなかで受け入れる余裕はない．また，わかっているがどうにもできない気持ちがあるため，結局理解されなかった，無理をさせられたという，満たされない気持ちだけが残る．

忠告や指示は，解決への主体的な作業を阻み，自主性のない態度を育てる．治療者が指示する時は，行わない方がいいこと，行うべきでないことが明らかな場合のみである．

うつ病患者に対する励ましは，禁忌とされているが，うつ病患者に限らず他の精神疾患においても，目標がない抽象的な励ましは，頑張る方向性が見えず，疲労困憊している状態に追い討ちをかけることになるため適切ではない．日常的で具体的な行動目標や認知行動療法は，達成目標が明確であるため，支持的な励ましは有効である．

（23）認知障害を理解する

作業活動中に，作品を介して多くの不思議なことに気づく．単純な間違いを繰り返したり，模写では原画とは似ても似つかないような不思議な形や色使いをみせたり，簡単なジグソーパズルでも明らかに違うピースを入れようとしたり，陶芸では明らかな歪みを認識できなかったりと，視覚認知の障害を疑うことがある．上手くできないことになにかしら不全感を抱く患者には，結果が問われないリラクゼーションやヨガなどの軽スポーツや，繰り返し修正が可能な作業活動が適切である．

認知障害は日常生活に影響する．相手の表情が認知できず対人交流が上手くできない，不慣れな交通ターミナルで路線図や乗り場を認識できない，買い物で必要なものを探すことができないなど，さまざまなことに苦労する．

作業活動で認知障害が明らかになれば，生活障害などの二次的障害の改善を目的にするほう

が現実的である．SST，心理教育，認知行動療法の方法論を作業療法に活用する方法もある．

（24）患者が主役，治療者は脇役

SST，心理教育，認知行動療法は，訓練的・指導的・教育的要素をもった，マニュアル化された技法である．治療者の心得として，指導的・教育的立場ではなく，共に考え，アドバイスする，サポートするという脇役の認識を忘れないことである．回復の主体は患者である．

（25）作業活動を通して「今」に焦点をあてる

患者は，理想自我の世界で過去を取り戻そうとして，あるいは病の生活に埋もれ，現実を受け入れることがむずかしい．作業療法は，作業活動という現実を通して「今」に焦点をあてる．患者が気楽に思い出話をするようになると，それは今を生きている証しかもしれない．歴史性を回復して，今を生きている実感があれば，近い将来を考えるようになる．

（26）導入期は達成可能な目標を提案する

治療者は情報や観察をもとに見通しを立てる．しかし，治療者が得る情報はひとかけらであり，かつ患者は刻々と変化しているため，間違っているかもしれないと自戒することが大切である．作業活動は現実であるため，見立てや先入観と異なり患者は思わぬ能力を秘めていたり，思わぬ部分で能力が低下していることが露呈する．導入期は見きわめがむずかしいため，リスクを避けて見通しより少し低めの達成可能な作業活動を提案することを勧める．

（20）道具と材料の整理整頓

作業療法室の道具や材料の整理整頓は欠かせない．作業活動終了後の整理整頓で，紛失や不足に気づく．また，それぞれの患者の活動予定を把握して，道具や材料の準備を配分する必要がある．確認と準備を怠り，道具がいつもの場所になかったり，材料が不足したりすることで，患者を待たせ，作業が途絶える．患者に不信感を抱かせ，モチベーションを失わせることになりかねない．整理整頓はリスクを排除するために重要なことである．

（28）面接記録の取り方

面接中の記録はメモ程度にとどめ，詳細は面接終了後に記録する．面接中に詳細な記録をすると，患者の表情や姿勢，手足の動きなどの非言語的表現を見落す．加えて，会話の連続性が途絶えて，重要なことを聞き逃す．その態度は，傾聴・受容・共感には程遠く，暖かみがない儀礼的な面接になるため，患者の話す気持ちを失わせる．

記録で注意することは，専門用語で誤解を招くような決めつけた表現はしないことである．たとえば，たまたま衝動的な言動があったことを，カルテに「衝動行為あり」と記載すると，それを読んだ他のスタッフは，衝動行為がある患者として固定観念でとらえる．誤解を招かないようにするためには，その背景を含めて記載する必要がある．

（29）就労支援で予測される危機

就労支援で注意すべきことは，過度の生産性を期待しないこと，患者のペース配分をコントロールすることである．しかし，職親であっても，患者の障害を理解してコントロールすることはむずかしい．就労後3日目以降に身体的疲労が出現し，3週目頃に精神的疲労や対人関係の悩みが出現する．3カ月が過ぎた頃には，自分は頑張っているのに賃金が安いなど，自己評価と現実とのギャップが出現し，就労継続の危

機がおとずれる．これらの危機を乗り越えて6カ月を過ぎると，社会人としての喜びを知り，就労を継続できるようになる．

就労支援に関わる作業療法士は，患者の危機的状況を見逃さず介入できるよう，職親と密接に情報交換をすることが大切である．職親との情報交換は，支援方法の相互理解につながる．

（30）地域生活支援に不可欠な要素

患者が地域生活を継続するために必要なことは，医療の継続，居場所，健全な食事，住まい，安定したお金（経済），楽しみや遊び，福祉であるが，それらは支援する人とネットワークがあって可能になる．医，居，食，住，金，遊，福祉，人のどれが欠けても，地域生活の継続はむずかしい．

5.　作業療法と障害受容

リハビリテーションに大切なことは障害受容であるが，障害受容の作業は，本人のみならず，家族にも襲ってくる．障害受容は患者本人の問題であるが，家族も病や障害を理解して受容することが，患者本人の障害受容を支援することになる．しかし，心の病は病気も障害もわかりにくく，心理的にも認めがたいため，病が長期化すると，家族や治療者までも本人のやる気と社会の偏見に目が向いて，支援の方向性を見失うことがある．

病や障害と向き合い，現実を受け入れる作業は過酷である．過酷な長い月日で，患者も家族も疲れ果てる．治療者はリハビリテーションの行き詰まりを，患者のモチベーションが低いなどを理由に，患者の問題にすり替えることがある．また，家族の理解がないから退院できないと，家族の問題にすることもある．回復を望ま

ない患者や家族はいないはずである．これまでの辛い日々を乗り越えてきていることを考えれば，患者や家族を責めることはできない．患者や家族を責めることは，治療者としての責任を放棄していること，治療者であることを自己否定していることと同じである．

心に病をもった人が，自分の心理的問題や生活上の弱点を受け止め，それを補うための生活技術を習得し，必要な支援を求めるようになれば，障害受容の第一歩を踏みだしていると思う．

作業療法士は，患者が作業活動を介して現実の自分を受容するという障害受容の過程において重要な役割を担う．

「リハビリテーションは障害受容に始まる」と言っても過言ではない．

保健所デイケアから共同作業所に落ち着いた30歳代の統合失調症の患者

　精神症状は安定せず，デイケア参加も不定期で，時として放浪して，帰宅しないことがあった．デイケアではそのような言動を批判することなく，参加した時は受け入れて，逸脱行為があってもメンバーもスタッフも見守り続けた．そのうち，デイケアが安心できる居場所になったようで，欠席も逸脱行為も少なくなり，メンバーと一緒に行動するようになった．その頃には，両親も，患者とその病を受け入れることができるようになり，逸脱行為があっても，慌てず騒がず見守るようになっていた．その後，安定して穏やかな生活が続き，他のメンバーが通う共同作業所を希望するようになった．共同作業所に行くことが決まると，両親もその共同作業所の支援者として協力した．この共同作業所は，ある患者の両親の「私たちがこの世を去った時，子供の将来が心配です」という一言をきっかけに，「心の病を支える会」として，家族と共に立ち上げた作業所のひとつである．「心の病を支える会」の初回講演会では，著名な作家と共に，この患者が，共同作業所の説明を行うなかで，自己紹介で病を開示した．感動で涙がこみ上げたことを忘れない．このニュースは新聞にも掲載されたが，日本で初めての自己開示であったと思う．

　患者が障害を受容するまでは辛くて長い日々が続き，それを支える家族にも耐えがたい日々が続く．ピリ患者と家族にとって同じ悩みを抱えて理解し合える仲間がいることは大きな支えになる．そして，それを支えて見守る関係者の存在も欠かせない．

6. 暮らしを支えるささやかな楽しみを見守る

　精神障害者は楽しむこと，楽しみを探し出すことが不得手である．長い入院生活で自由を奪われ，閉ざされた世界で過ごした患者にとっては，自由に生きること，暮らしを創ることは辛い作業かもしれない．退院しても楽しみを知る前に疲れ果てて再入院する．生活に疲れる前に，自閉のなかの小さな自由と，ささやかな楽しみを知ることが暮らしを支える．治療者は，時に患者に非日常的な楽しみを与えようとするが，喜びの感情から遠のいた患者の反応は期待したほどでもないことが多く，がっかりさせら

れる．特別なことをするわけではなく，いかに日常生活に密着したささやかな喜びや楽しみを見つけてあげるか，見つけられるように支援するかが肝要である．患者の生活を見ていると，平凡であることがいかに得がたいことであるか，普通の生活ができることの意味を考えさせられる．

　以下に，自閉のなかで，日々のささやかな楽しみを見つけることができた2人の患者を紹介する．

　この2人の患者から出た言葉は，精神医療に

対する抵抗・否定とも感じとれ，社会復帰の意味を考えさせられた．同時に，日本の精神医療の父と称される呉秀三が残した「我が国の精神病者は実にこの病を受けたる不幸のほかに，この国に生まれたる不幸を重ねるものと言うべし」という言葉を改めて実感させられた．

　喪失体験の繰り返しのなかで，自尊心が削られ，主人公として生きた体験が希薄な患者にとって，今ここで何が必要なのか，何を支援できるのかということを考え，実行する積み重ねがリハビリテーションの原点ではないかと思う．目標が遠いと袋小路に入る．治療者がひっそりとした暮らしを保障することである．

　生活のなかで，生きていることが実感でき，自己の存在感を感じてくれればそれでいい．病をもちながら頑張って生きている自分の価値に気づいてくれればそれでいい．そんな作業療法でもいいのかもしれない．

事例紹介1

約20年にわたる入院生活を送っていた50歳女性の，慢性統合失調症の患者

　入退院が多い病棟であったためか，自分も退院したいと申し出るようになった．しかし，退院の話が現実的になるたび症状の再燃を繰り返した．スタッフ間では単身退院はむずかしいとの意見がほとんどであったが，本人の希望を叶えてあげたいという主治医の意向があり，院内の宿泊施設を活用して単身生活の訓練を行った．その後，職員から生活用具を集め，賄い付きの住居を探して，試験外泊を繰り返した．ちなみに，当時は長期入院患者を単身退院させるようなグループホームなどの社会資源はない時代であった．試験外泊を繰り返すなかで，本人の退院に対する心構えもできたようで，症状の再燃もなく退院することができた．週に一度スタッフが訪問したが，その様子は冷蔵庫の中に食器が無造作に置かれ，卵や野菜が冷蔵庫の上に置いているような生活状況であった．そのため，いつでも病院に戻っていいことを伝えると，患者は「今の生活がいいです．好きな時に食事ができて，好きな時に好きなテレビが見られて・・・」と語った．その後の訪問時には，その言葉を心の片隅に潜ませて，自閉のなかの自由な世界を見守るように接した．

事例紹介2

30年を超える入院生活を送っていた60歳代男性の，慢性統合失調症の患者

　社会復帰病棟での入院生活が長く，賃金がある院外作業に通っていたが，本人から退院希望があり，退院を支援することになった．生活用具を集め，賄い付きの住居で生活することになった．訪問すると部屋は暗く，衣類が散らばり，万年床で畳にはカビが生えていた．枕元には酒の一升瓶が置いてあった．一時的に病院に戻ることを提案しても入院には拒否的であった．そして，枕元の一升瓶に眼差しを向け「寝る前の1杯のお酒が楽しみです」と呟いた．このささやかな自由と楽しみを奪い取る気にはなれなかった．

作業療法士は達成感を求めないことである．達成感は必要ない．それは病と障害が共存した患者のリハビリテーションに「もうここでいい」というゴールはないからである．

患者も治療者も，焦らず，諦めず，希望をもって共に生きるという関係を大事にしたい．

筆者は，多くの患者やその家族からさまざまなことを教えられた．そして，筆者の心を支えてくれたのは，患者の素直な優しさであった．自分を成長させてくれた患者や家族への感謝を忘れることはない．「我以外，皆，我が師である」が，筆者の座右の銘である．

筆者は支援を以下のように定義する．

「支援とは，"あなたと私""私達"という関係性のなかで，お互いが自己を高めるための協働作業である」

引用文献

1）上田　敏：目で見るリハビリテーション医学．東京大学出版会，1994，p111.
2）神田橋條治，荒木富士夫：「自閉の利用」－精神分裂病者への助力の試み－．精神神経学雑誌，**78**（1）：43-57，1976.
3）杉林　稔，岩井圭司，梅木正裕，他：特集　寛解過程論（中井久夫）を読み解く，こころの臨床 23（2）:147-148，2004.

参考文献

1）小此木啓吾，近藤章久，西園昌久，他：精神療法の理論と実際．三浦岱栄監修，医学書院，1968
2）Bernard H.Shulman：精神分裂病者への接近．坂口信貴訳，岩崎学術出版，1980.
3）角野善弘：分裂病の心理療法．日本評論社，1998.
4）カール・R・ロジャース：クライアント中心療法．保坂亨訳，岩崎学術出版，2005.
5）サリヴァン,H.S：精神医学的面接．中井久夫訳，みすず書房，1986.
6）中井久夫：精神分裂病状態からの寛解過程－描画を併用せる精神療法をとおしてみた縦断的観察－．分裂病の精神病理 2 巻，宮本忠雄編，東京大学出版会，1974.
7）中井久夫：中井久夫著作集，精神医学の経験2，治療．岩崎学術出版，1985.
8）ゲルトルート・シュヴィング：精神病者の魂の道．小川信男訳，みすず書房，1966.

研究とは科学にすることである．
科学にするためには構造化することである．
構造化することが理解や実践につながる．

第7章

精神科作業療法の科学的根拠を求めて

1. 研究に終わりはない

筆者の研究は，作業活動における患者の表現形態の異常と気づき（注意）の障害に疑問を抱いたことに始まる．

筆者が，研究を始めたころの作業療法は，精神力動的解釈による介入が主流で，精神生理学や脳生理学の視点から認知機能に依拠する人はほとんどいなかった．そのため，周囲の作業療法士から「人を診ずにデータばかり見ている」「作業療法の領域ではない」というような批判もあったようである．

研究する人は，患者の役にたつことを願い，疑問に思ったことや，不思議に思ったことを，昼夜を問わず研究している．研究は知的作業が2割，肉体作業が8割である．データの収集に協力してくれた対象者には，感謝と畏敬の念をもって接している．得られた情報は，対象者のものであるということを念頭に置いて，大切に扱わせていただいている．

筆者は，視覚認知機能というテーマで20年近く研究してきたが，研究には終わりがないことを知った．1つのテーマを研究すると，わからないことが複数出てくる．その1つを研究すると，また，わからないことが複数出てくる．蟻地獄のようで抜け出すことができなくなる．仮説通りの結果が出ないと，対象者に申しわけない思いがつのると同時に，自分自身も残念で辛い気持ちになる．その一方で，仮説通りの結果が出ないことも1つの知見であるため，次の方法を考える糧となり，それはそれで楽しくもなる．その繰り返しのおかげで，科学的思考力や問題解決能力が高まったようである．

2. 科学とは構造化すること

筆者が，治療構造論を深めることができた要因は，研究することで科学的思考を学んだことである．

科学的研究は，仮説を立証するための方法の構造化である．構造化した手順は，シンプルで誰でも同じ方法で実行でき，その結果は明確である．また，構造化された理論や方法は，理解しやすく実践につながる．

フロイトは，神経生理学の研究者であったため，目に見えない心や人格というものを構造化できたのだと思う．現在の脳科学も可視化できることで発展している．フロイトの超自我・自我・イドという人格構造論は，脳科学の機能領域と大まかに一致するようで興味深い．飛躍的とは十分に承知しているが，作業療法の4重の治療構造もフロイトの人格構造論にあてはめて理解できる．また，喜怒哀楽の表情認知の文献を探していると，すでにフロイトが笑いについて研究していたことを知り驚かされた．また，精神疾患の認知機能障害に関して，クレペリン（Emil Kraepelin）が100年以上前に指摘していることにも驚くが，それから100年経った今でも，超高次脳機能ともいえる精神機能領域は未知の部分が多い．「意識とは？」「心とは？」諸説あるが，どれも解明されていない．

成長段階にある学生は，カリキュラムと時間割で構造化されたなかで生活する．自分で構造化する必要がないため，受身的ではあるが日々の生活をどうするか悩むことはあまりない．しかし，能動的で自己実現に向かう人は，生活と人生を自ら構造化していく．人生を構造化するということは，生活設計・人生設計を立てるということである．筆者が研究を始めたことは，すなわち自分の人生の大枠を自ら構造化したことになる．その後の研究活動は，教授の指導により構造化されたなかで進めることができた．

3. 視覚認知機能の研究動機

表現形態の異常には，言語表現の異常と表象の異常がある．言語表現の異常は，たとえば「お腹が痛い」を「お腹から火がでる」と表現するなどである．言語表現の異常には，重大な身体的疾患が潜んでいることがあるので注意を要する．表象の異常とは，思考障害や自我障害と関係するかもしれないが「自分が小さくなった」「歪んだ顔の人がいた」などである．作業活動では，適切な対人交流ができない，臨機応変に対応できない，模写や貼り絵で原画とは似ても似つかないような不思議な形や色使いをみせたり，陶芸では明らかな歪みを認識できなかったりと，表象の異常とも，認知の障害ともとれるような不思議な症状に出あう．

そこで，久留米大学の精神神経学講座の前田久雄教授を通じ，高次脳疾患研究所の森田喜一郎教授の指導を仰ぎ，精神障害者や高次脳機能障害者の視覚認知機能について学ばせていただいた．筆者の人生の構造化を支援してくださった，お2人の先生には感謝しかない．

4. 視覚認知機能の研究方法

視覚認知機能の研究は，探索眼球運動を計測するアイマークレコーダー，大脳皮質表層の酸化ヘモグロビンを測定する近赤外線分光法（NIRS），脳波による事象関連電位などを用い

た.

「目は心の窓」「目は口ほどにものを言う」などと表現されるように，眼球運動は視覚情報処理過程における認知機能を反映する生理学的指標とされている.

　筆者は，アイマークレコーダーを用いた探索眼球運動を指標に，精神障害者・高次脳機能障害者や脳血管障害者・発達障害者の視覚認知機能を研究してきた. アイマークレコーダーは，両眼の角膜に赤外線を当て，その反射光の動きをカメラで捕らえ，被験者の視線の動きを観察できる侵襲性が少ない検査方法である. 探索眼

球運動は，被験者の目の位置から200cm前方のスクリーン（120 × 90cm）に，縦25度，横34度の視角で，刺激図を15秒間投影する. その間の0.2秒以上の注視点数・平均注視時間・注視点の移動距離で解析を行う. 刺激図は研究目的に応じた図を考案した.

　以下に，作業療法に関係する研究内容を簡単に紹介する. なお，統合失調症は，2002年まで精神分裂病という名称だったため，2002年までの発表論文では「精神分裂病」という表現を使用している.

5.　視覚認知機能に関する研究の紹介

研究1：精神分裂病患者の作業療法における客観的評価[1]

目的と方法

　精神分裂病患者の視覚認知機能と作業療法の有用性を検証する目的で，精神分裂病患者と健常者，各25名を対象に，作業療法出席率，精神障害者社会生活評価尺度（LASMI）の労働・課題の遂行項目，探索眼球運動を比較検討した. 作業療法出席率は数値で表せるため，作業療法評価として最も客観的な評価と考える.

　刺激図は，正円・スマイルマーク・口元が少し異なるスマイルマーク・簡単な風景画を順に用いた（図1）. 正円は，角や端の具体的な注視目標がないため，見るための構えが必要となる. 口元が少し異なるスマイルマークは，違いを探す確認課題と再確認課題である. 風景画は記憶課題である.

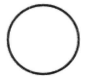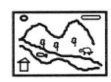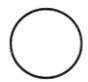

図1　刺激図

結果と考察

健常者の探索眼球運動は，指示された目的を遂行するために，目的部位から全体を，全体から目的部位と必要な情報を再確認する動きが多かった．しかし，精神分裂病患者の探索眼球運動は，注視目標が定まらず，全体を再確認する動きが非常に少なく，狭い視野・長い注視・少ない移動距離という特徴が認められた．

そして作業療法出席率とLASMIに負の相関関係が，探索眼球運動の注視点数および移動距離に正の相関関係が認められた．

以上より，精神分裂病患者には，構えの障害，注意の持続と配分障害，再確認の障害が確認され，また，作業療法の治療的有用性と，探索眼球運動が作業療法の客観的評価指標になりうることが示唆された．

追試研究

精神分裂病患者の妄想型10名，非妄想型7名，健常者12名を対象に，同様の刺激図を用いて視覚認知機能を比較検討した．

その結果，精神分裂病患者は，健常者と比較して狭い視野・長い注視・少ない移動距離という，先行研究と同様の特徴が認められた．そして，その障害は妄想型より非妄想型が重度で，

再確認障害も妄想型より非妄想型が重度であった．

以上より，視覚認知機能障害の重症度が社会生活技能の障害に影響していること，また，構えの障害は病型に依存することなく，精神分裂病患者の素因的マーカーであることも示唆された．

研究2：精神分裂病患者における作業療法の経時的評価[2]

目的と方法

精神分裂病患者に対する作業療法の経時的効果を検証する目的で，精神分裂病患者32名を対象に，作業療法出席率，探索眼球運動，陽性・陰性症状評価尺度（PANNS）[35]，精神障害者社会生活評価尺度（LASMI）の労働・課題の遂行項目を1年間にわたり検討した．探索眼球運動の刺激図は，研究1と同様の図を使用した．

結果と考察

出席率増加群は，探索眼球運動が改善され，

LASMIと陰性症状に正の相関が認められた．出席率低下群は，探索眼球運動の悪化傾向が認められ，探索眼球運動の注視点数・移動距離とLASMIに負の相関が認められた．つまり，作業療法の出席率が上がると探索眼球運動が改善され，課題遂行能力・陰性症状も改善されることが認められた．

以上より，作業療法は，精神分裂病患者の構えの障害・注意障害・課題遂行能力に治療的有用性があることが示唆された．

第7章

研究3：精神分裂病患者の探索眼球運動と課題遂行能力
── 電車路線図料金表を用いて[3]

目的と方法

精神分裂病患者の視覚認知機能障害と生活障害の関連性を検証するため，精神分裂病患者，健常者，各18名を対象に，簡単な電車の路線図料金表を用いて探索眼球運動，作業療法出席率，LASMIの労働・課題の遂行項目による課題遂行能力の関係を検討した．刺激図は，正円・簡単な電車の路線図料金表（図2）・再確認のために路線図の料金を変更した3枚を使用した．

結果と考察

精神分裂病患者の探索眼球運動は，健常者と比較して，全体から部分，部分から全体というような探索・確認する動きが少なく，長い注視・狭い視野・少ない運動が認められた．そして，作業療法出席率や課題遂行能力が低い患者ほど，出発駅を探索することや路線を再確認する頻度が少なく，全体を確認する統合した構えや注意がより障害されていることが認められた．

以上より，精神分裂病患者の視覚認知機能の障害が課題遂行能力や生活障害に影響していることが示唆された．

追試研究1

目的と方法

現実に近い生活技能を検証する目的で，精神分裂患者16名，健常者22名を対象に，実際に電車を利用している場面の動画を見せ，探索眼球運動を比較検討した．動画を見せている途中に，路線図を見ている場面，券売機で料金を確認して切符を買う場面，電光掲示板を見て乗車ホームを確認する場面を静止画にして見せ，その視線を分析した．

結果と考察

精神分裂患者の探索眼球運動は，健常者と比較して，すべての場面において全体を見るような探索眼球運動，必要な情報を収集するような探索眼球運動が少なく，特に路線図と電光掲示板を注視する動きが少なかった．以上より，精神分裂病患者には注意の配分や転換の障害が認められ，生活障害に影響することが示唆された．

追試研究2

目的と方法

統合失調症患者に認められた，構えの障害・注意（再確認）障害の改善を目的として，視覚認知訓練を行った．対象は健常者10名，統合失調症患者の訓練群8名，非訓練群8名である．

視覚認知訓練は「社会生活訓練用テキスト・電車利用編」という訓練方法をまとめた7頁の冊子を作成し，週に1度，6カ月間実施し，月に1度，駅で実地訓練を行った．

テキストの刺激図は，先の研究で使用した簡単な電車の路線図（図2）を用いた．

1頁目は，「今，久留米駅にいます．太宰府駅まで行きます．電車賃はいくらでしょうか？次の頁の路線図料金表を見て確認してください．また後で路線図料金表を描いてもらいます．覚えていてください」と文章と口頭で指示した．

2頁目は，路線図料金表で，料金を確認してもらった後，その料金を質問した．

3頁目は，「次の頁の路線図と料金を見て，前の路線図や料金と違う部分があるか，よく確認してください．後で描いてもらいます．覚えていてください」と文章と口頭で指示した．

4頁目は，2頁目の路線図の料金を変更した図で，違いの有無を確認させた．

5頁目は，「違う部分はありましたか？」と質問して，その後，再確認を促すために「他に違いがないか，次の頁でもう一度よく確認してください」と文章と口頭で指示した．

6頁目は，4頁目と同じ図で「他に違いはありましたか？」と質問した．

7頁目は，「1枚目と2枚目の路線図料金表を思い出して，宿題用紙に描いてきてください」と文章と口頭で指示して，宿題を課した．

結果と考察

訓練前の精神分裂病患者の探索眼球運動は，健常者に比較して，狭い視野・長い注視・少ない運動という視覚情報処理の障害が認められた．しかし，訓練群は3カ月後に改善傾向が認められ，再確認課題では，注視点数と移動距離が健常者レベルまで改善した（図2）．そして，構えのマーカーである円にも改善傾向が認められた．6カ月後は4名の症状増悪者がいたため，全体の改善傾向は低下したが，訓練前と比較すると，改善された機能はある程度維持されていた．一方，非訓練群は若干の増悪傾向が認められた．

以上より，視覚認知訓練は，精神分裂病患者の構えの障害・注意障害・再確認障害を改善することが認められ，認知作業療法という，障害

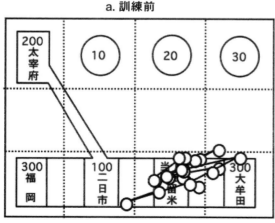 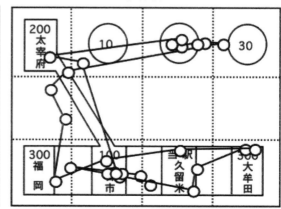

図2　訓練前と訓練後の探索眼球運動の比較の1例

をピンポイントで捕らえた作業活動の有用性が　　　示唆された.

研究4：幾何学図課題を用いた統合失調症患者の視覚認知過程における選択障害について[4]

目的と方法

統合失調症患者には，妨害刺激を排して必要な刺激を選択する，あるいは図と地を弁別するフィルター機能の障害があるとされている.

本研究は，フィルター機能を検証するために，統合失調症患者25名，健常者35名を対象に，妨害刺激の中から標的を認知するという刺激図を提示し，探索眼球運動・認知反応時間・正誤を比較検討した. 刺激図は，5種類の左右の比較照合図（**図3**）で，難易度が低いと思われる順に15秒間ずつ提示し，左側の図が右側の複雑な図の中にあるかないかを判断させた. 有無の判断ができたら，直ちに閉眼するよう指示し，回答させた.

結果と考察

統合失調症患者は，健常者に比べ，注視時間が長く・注視点総数が少なく・移動距離が短いという，先行研究と同様に視覚認知機能の障害が観察された. しかし，照合課題の難易度が高くなるにつれて注視点総数・移動距離が増加すると予想していたが，両群に顕著な変化は認められなかった.

3枚目の照合図は，左の図が縦に圧縮されているため，判断がむずかしい曖昧な図形である. 健常者の注視点総数・移動距離は増加傾向を示したが，統合失調症患者は顕著に低下するという特異性が認められた. この手がかり刺激が少ない照合課題の結果は，統合失調症患者の曖昧かつ微妙な違いを認知することの困難性を示唆していると考えられる. これは，統合失調症患者は，抽象的なことや曖昧なニュアンスの理解がむずかしいとされていることを反映している可能性がある.

認知反応時間は，照合課題が複雑になるにつれて，健常者は判別時間が延長する傾向が認められたが，統合失調症患者は難易度による違いは認められず，すべての照合課題で，健常者より有意に遅かった. また，有無の判断も不正解が多かった.

以上の結果は，統合失調症患者の視覚認知機能は，刺激量だけでなく，質にも影響されること，加えて，注意の配分や転換障害が，フィルター機能に影響していることも示唆された.

統合失調症患者の，必要な刺激に注意を向けることがむずかしい，曖昧な事象を判断することがむずかしいといった視覚認知機能障害は，生活障害や対人関係障害に影響を及ぼしていると考えられる.

| 課題1 | 課題2 | 課題3 | 課題4 | 課題5 |

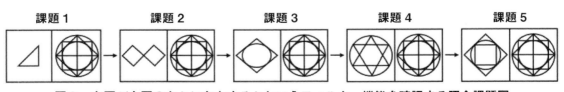

図3　左図が右図のなかに存在するかというフィルター機能を確認する照合課題図

093

研究5：統合失調症患者における視覚情報処理機能の特徴
── 予期的判断課題時の探索眼球運動解析[5]

目 的

ヒトは，変化する環境を瞬時に判断し，予測して行動する．先行研究において，統合失調症患者は曖昧で微妙な変化，不確定な事象を認知する機能が低下していることが示唆された．

そこで，統合失調症患者，健常者，各14名を対象に，連続的に変化して判断難易度が徐々に上がる，予期的判断が必要な刺激図を提示し，探索眼球運動による視覚情報処理機能を比較検討した．

方 法

刺激図は，縦横比80％の楕円図から正円図になり，縦横比90％の楕円図に戻るという，2秒間隔で1％ずつ変化する60秒間の動画を使用した．

対象者には，まず縦横比80％の楕円図を提示し，正円であるか否かを尋ね，正円ではないと判断できたことを確認して開始した．

「スライドに楕円が出ます．その楕円が少しずつ変化し，正円になります．正円になったと思ったら，すぐにボタンを押してください」と口頭指示し，縦横比何％で正円と判断したかを記録した．

結 果

統合失調症患者の探索眼球運動は，健常者に比べ狭い視野・長い注視・少ない運動が認められ，先行研究と同様の結果であった．また，統合失調症患者は，判断難易度に応じた変化が認められず，常同的眼球運動で，かつ時期尚早で，正円の前後で何度もボタンを押す不正確な

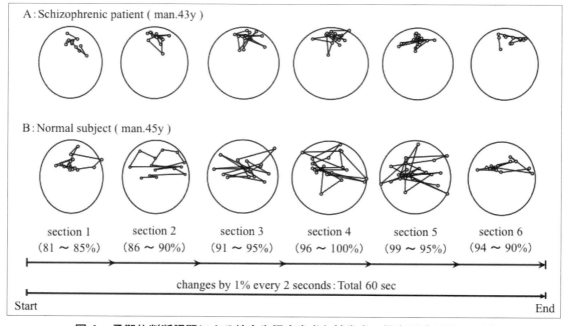

図4　予期的判断課題による統合失調症患者と健常者の探索眼球運動の1例

判断が認められた．健常者は正円に近づくにつれて，つまり判断レベルがむずかしくなるにつれて探索眼球運動が活発になり，正円の判断も正確で，判断が終了した後は注意の解放が認められた（図4）．

考察

健常者の予期的判断の視覚情報処理機能は，構えによる能動的注意の循環のなかで，判断難易度に応じた注意資源の配分を行うことで的確な判断をして，その判断に対する自己監視機能（自動的再確認）が終了すると注意を解放すると考える．

統合失調症患者の常同的な探索眼球運動と時期尚早で不正確な判断は，構えの障害や情報処理容量の低下により，刻々と変化する刺激に注意が占領され，予期的構えによる能動的注意の循環と，注意資源の配分ができなかったためと考える．また，能動的注意の循環障害と注意資源量の低下は，再確認するという自己監視機能を困難にし，遂行機能を障害すると考える．

以上のような視覚情報処理機能の障害は，状況に応じた判断と対応ができない，ゆとりがない，待つことができない，手抜きができず疲れやすい，学習機能の低下，対人関係障害などの社会生活障害の基本障害であると考えられる．

研究6：統合失調症患者における難易度が異なる視覚判断課題の探索眼球運動の比較[6]

目的と方法

先行研究の連続刺激図を用いた予期的判断課題の結果を再認するために，静止画による追試研究を行った．対象は，統合失調症患者，健常者，各14名である．課題は，静止画で縦横比が異なる85％・90％・95％の楕円・正円（図5）を無作為に呈示し，正円か否か判断できたら，直ちに閉眼するよう指示した．その後，再確認をうながし，同刺激を15秒間呈示して再度回答させた．

結果と考察

健常者は，全問正解し，判断難易度が上がる

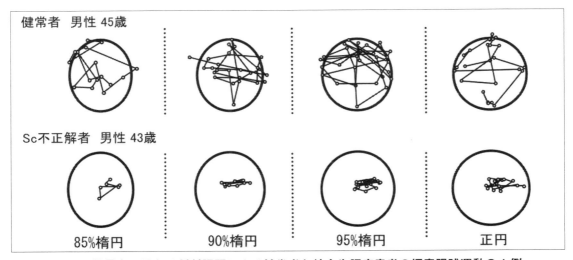

図5 難易度が異なる判断課題による健常者と統合失調症患者の探索眼球運動の1例

と有意な認知反応時間の遅延，注視点数の増加，移動距離の延長を認めた．

統合失調症患者は，正解者・不正解者，各7名で，健常者のような判断難易度に応じた探索眼球運動の変化は示さず，常同的探索眼球運動で，認知反応時間は健常者より遅延し，判断難易度に応じた変化も少なく，その傾向は，不正解者に顕著であった（図5）．

統合失調症患者の，判断難易度に対応できない常同的な探索眼球運動は，静止画においても認められ，先行研究の予期的判断課題でも示唆されたように，構えの障害，再確認の障害，注意機能の障害が再確認された．

また，判断の正誤には，常同的探索眼球運動と認知反応時間の遅延の重症度が影響することも示唆された．

研究7：認知症高齢者における視覚認知機能の生理学的評価 ── 統合失調症高齢者および健常高齢者との比較[7]

目的と方法

認知症高齢者の治療やリハビリテーションは，回想法や現実見当識訓練法による集団療法が行われるが，その効果を生理学的に検証した研究は見受けられない．また，回想法や現実見当識訓練法では，聴覚（言語）刺激や視覚刺激を用いるが，その指示や情報がどの程度患者に認知されているのか疑問である．

そこで，年齢をマッチさせた認知症高齢者18名，統合失調症高齢者15名，健常高齢者18名を対象に，探索眼球運動評価を用いて視覚認知機能を比較検討した．

統合失調症高齢者を対照群にした理由は，慢性化に伴い認知障害が増悪するためであり，認知症高齢者と比較検討することで，双方の障害の相違が明確になると考えたためである．

探索眼球運動の刺激図は，研究1で使用した刺激図を用い，記憶評価は風景図要素の確認（10点満点）を即時再生させた．認知機能評価は，改訂版長谷川式簡易知能評価スケール（HDS-R）を用いた．

結果と考察

探索眼球運動の結果は，健常高齢者・認知症高齢者・統合失調症高齢者の順に，より狭い視野・長い注視・少ない運動という特徴が認められた．

HDS-R および風景図の記憶は，認知症高齢者が統合失調症高齢者より顕著に低下していた．しかし，探索眼球運動に反映される，課題の指示に対する瞬時の反応性，注意の配分や転換は，認知症高齢者の方が統合失調症高齢者より維持されていた．先行研究と同様に，統合失調症高齢者は，構えの障害，常同的探索眼球運動が顕著であり，あらためて，統合失調症の基本障害が示唆された．

補　足

認知症患者の視覚認知障害の研究で忘れられないことがある．HDS-R で使用される5個の物品をスクリーンに提示し回答させたところ，患者の探索眼球運動はターゲットをとらえ，それぞれを認識して答えることができた．しかし，スライドを消して「先に見た物がスクリーンに映っていると想像して見て答えてくださ

い」という指示には，探索眼球運動はターゲットの部分をとらえることはなく，物品を答えることもできなかった．そのとき，認知症患者は，今という一瞬を生きていることを思い知らされた．

認知症の作業療法は，その一時をより楽しく，より印象に残るように，そして，その一時の連続が時のつながりを生むような作業活動を提供することが大切であると考えられた．

研究8：恐怖性不安障害者における薬物療法と視覚認知訓練の併用による効果の精神生理学的検討[8]

目的と方法

恐怖性不安障害者に対する治療は，短期的には薬物療法が，長期的には薬物を減量して認知行動療法を併用することが治療効果を安定させるとされているが，その効果や回復過程を生理学的に検証した研究は見受けられない．

本研究では，恐怖性不安障害者7名を対象に，服薬と併用して，実際の電車利用のビデオを用いたエクスポージャーと，その際に録画した探索眼球運動のアイマークの動きを見せるという視覚認知フィードバック訓練を週1回のペースで，6カ月間実施した．その経時的変化を，探索眼球運動とハミルトン不安評価尺度にて検討した．

結　果

未治療の急性期は，不安・恐怖状態による不安定な探索眼球運動が認められた．服薬1時間後の探索眼球運動は減少し，覚醒状態の抑制が認められた．視覚認知フィードバック訓練3カ月後に改善傾向が認められ，薬を減量した6カ月後にも健常者と同様の探索眼球運動が認めら

れた．

ハミルトン不安評価尺度と探索眼球運動に逆相関の傾向が認められ，不安指数が減少すると探索眼球運動が改善することが示唆された．

考　察

恐怖性不安障害者に対する，薬物と併用したビデオエクスポージャーと，その際に録画した視線をフィードバックする視覚認知訓練は長期的に安定した効果を与えることが示唆された．

精神疾患は，障害や改善傾向を，自他共に客観的にとらえることがむずかしい．そのため，治療目標の設定や，その動機づけも曖昧となり，治療同盟の構築やリハビリテーションの遂行で大きな阻害要因になる．

科学的フィードバックは，患者自身がその状態や治療効果を客観的に認識できるため，治療に対する動機付けを高めることができる．

本研究は，患者の作業活動の過程と結果を，作業療法士が治療的にフィードバックすることの重要性を示唆するものと考える．

研究9：統合失調症患者の表情認知機能—探索眼球運動解析より[9]

目的と方法

統合失調症患者の対人関係障害には，表情に対する認知機能障害が関連しているとされている．

そこで，統合失調症患者24名，健常者30名を対象に，怒り・泣き・笑い・中性のピースマークのような簡単な表情図を提示し，同時に「泣いている悲しそうな表情ですね」などと表情にマッチした音声刺激を付加し，その探索眼球運動から表情認知機能を検証した．

結果と考察

先行研究と同様に，統合失調症患者は，表情認知の刺激においても，健常者と比較して，狭い視野・長い注視・少ない運動という視覚情報処理の障害が認められた．

健常者の探索眼球運動は，表情による違いが認められ「笑い」において音声刺激に反応した．しかし，統合失調症患者の探索眼球運動は，表情による違いが少なく，音声刺激による反応もなく，情動の平板化を反映していることが示唆された．そして「泣き」に対する反応は，健常者と同様であったが，「中性」「怒り」「笑い」に対する感度が低く，特に「笑い」に顕著であった．

以上より，統合失調症患者には，表情認知機能の障害があることが示唆され，対人関係技能に影響することが考えられた．

研究10：母子を提示写真とした統合失調症患者の探索眼球運動の特徴[10]

目的と方法

精神力動理論は，フロイト（Sigmund Freud）をはじめとして，サリバン（Harry Stack Sullivan），エリクソン（Erik Erikson），クライン（Melanie Klein）において，その理論に相違はあるものの，不安定な母子関係では良好な対人関係を築くことは期待できないとしている．サリバンは，不安定で曖昧な対象ほど不安・混乱を招くということを重要視している．このような解釈を否定する臨床家はいないと考えるが，その解釈の裏づけとなる客観的研究は見当たらない．また，対人関係を認知機能という視点からとらえるなら，対人現象を生理学的に検証することは可能であると考える．

本研究は，統合失調症患者25名，健常者54名に対して，サリバンのいう曖昧な対象として，母親と赤ちゃんの中性・笑い・泣きの表情を並列写真（左に母親，右に赤ちゃん）にして見せた．その異なった情動刺激が，探索眼球運動にどのように反映されるのか，そして，その反映されたものが，精神力動的解釈の科学的根拠として理解されるのかを検証した．

結果と考察

統合失調症患者は，健常者と比較して，すべての表情において，狭い視野・長い注視が認められ，従来の研究と同様の結果を示した．

「母親」と「赤ちゃん」に対する注視点数を群別に比較した結果，男性の健常者は母親を多

く注視し，女性の健常者は母親と赤ちゃんを同等に注視していた．統合失調症患者は母親より赤ちゃんを多く注視し，性差はなかった．統合失調症は，母子関係に由来するとされていることから，母親はストレスを与える対象であり，ストレスを与えない赤ちゃんを注視するという自己防衛が，探索眼球運動に反映されたと考えることができる．

「母親」に対する注視点数は，すべての表情において統合失調症患者が健常者より有意に少なく，特に，中性表情の母親に対して顕著であった．統合失調症患者は「母親」をストレスとして認知し，そのなかでも中性表情はサリバンが指摘する「曖昧で不確実な対象」に相当するため強いストレスを感じ，注視点数が少なくなったと考えられる．

また「赤ちゃん」の中性表情に対する注視点数は，統合失調症患者が健常者より多く，他の表情では健常者との有意差がなかった．前記したように統合失調症患者は「赤ちゃん」をストレスとして認識しないため，中性表情であっても，不安・混乱を惹起することなく注視できたと考えられる．

今回提示した中性表情を「どちらでもない」表情と解釈するかどうかは個人差があり，検討が必要と思われるが，泣きと笑いの両極を同時に提示しているため，中性に近い感情を抱いたであろうことは否定できない．

研究4の曖昧な刺激図でも認められたが，統合失調症患者の探索眼球運動は，曖昧な対象が与える不安や混乱に対するストレス脆弱性と不適切な防衛（回避）反応を反映しているとも考えられる．近年，対人関係障害や遂行機能障害は，認知障害と関連していると考えられているが，不安・混乱に対する不適切な防衛反応を認知機能障害としてとらえていることを否定できない．

また，本研究の探索眼球運動は，母子関係を基本とする対象関係を精神生理学的に反映しているのかもしれない．

本研究では，情動刺激が，探索眼球運動にどのように反映されるかを検討したが，単純な表情写真の刺激でも統合失調症患者の情動特異性が示され，精神力動的解釈の一端を精神生理学的に投影している可能性が示唆された．

6. まとめ

作業療法に示唆を与えると思われる視覚認知機能の研究を紹介したが，統合失調症には視覚認知機能障害が存在することが明らかになった．具体的には，誤った表情認知による対人関係の障害，曖昧な事象に対する認知障害，能動的注意の循環障害，目的を遂行するための構えの障害，選択的注意障害（フィルター障害）な

どが認められ，社会生活技能に影響を及ぼすことが示唆された．一方で，作業活動の継続，視覚的認知訓練など目的を絞った作業療法による効果が認められた．

作業療法は，患者にとって最も身近で，生活に必要なことに治療目標を絞って介入することが重要であると考える．患者も作業療法士も焦

らず，無理せず，具体的に，できることから始めることである．

今回，研究を振り返ることで，論文にすることを躊躇して学会発表のみで終わらせた研究が数多くあることに改めて気づいた．なかには論文にすべきだったと思う研究もあり，今さらながら指導教授の「学会発表したものは論文にすべき」との言葉を思い出し反省している．研究で知りえたことは論文にすることで，多くの臨床家の指針となり，それが患者への貢献につながって意味を成す．

論文にすることを怠ったことを思うと，研究に協力してくれた対象者の方々には，感謝の思いとともに謝罪の気持ちで一杯である．

引用文献

1 ）中山広宣，森田喜一郎：精神分裂病患者の作業療法における客観的評価．作業療法 18（4）：297-304，1999.
2 ）中山広宣，森田喜一郎：精神分裂病患者における作業療法の経時的評価．作業療法 20（2）：135-144，2001.
3 ）中山広宣，森田喜一郎：精神分裂病者の探索眼球運動と課題遂行能力－電車路線図料金表を用いて－，作業療法 21（1）：38-43，2002.
4 ）中山広宣，森田喜一郎：幾何学図課題を用いた統合失調症患者の視覚認知過程における選択障害について－探索眼球運動解析から－．国際医療福祉大学紀要 12（2）：115-116，2007.
5 ）早坂友成，中山広宣，森田喜一郎：統合失調症患者における視覚情報処理機能の特徴－予期的判断課題時の探索眼球運動解析－．臨床神経生理学 36（4）：226-232，2008.
6 ）早坂友成，中山広宣，森田喜一郎：統合失調症患者における難易度が異なる視覚判断課題の探索眼球運動の比較．臨床神経生理学 39（3）：131-140，2011.
7 ）中山広宣，森田喜一郎：認知症高齢者における視覚認知機能の生理学的評価－統合失調症高齢者および健常高齢者と比較して－．国際医療福祉大学リハビリテーション学部紀要 1（2）：11-17，2005.
8 ）中山広宣，森田喜一郎：恐怖性不安障害者における薬物療法と視覚認知訓練の併用による効果の精神生理学的検討．臨床神経生理学 34（6）：503-510，2006.
9 ）中山広宣，森田喜一郎：統合失調症患者の表情認知機能－探索眼球運動解析より－．国際医療福祉大学紀要 12（2）：113-114，2007.
10）川辺千鶴子，中山広宣，森田喜一郎：母子を提示写真とした統合失調症患者の探索眼球運動の特徴．臨床脳波 48（3）：147-152，2006.

あとがき

　「精神科作業療法とは？」と問い続けて40年が過ぎた．本書は，20数年前から書き溜めていた原稿であるが，さまざまな思いのなかで，出版するまでには至らなかった．出版するには，期するものがあったことは確かであるが，今になって，自分のなかで機が熟した感覚が芽生え，出版する決意をした．機が熟すまでにはずいぶん時を要したが，「今」ということに自分のなかで意味があったようである．加筆・修正は試みたが，医学は日進月歩であるため，今にそぐわない内容があるかもしれない．しかし，精神医療，作業療法の過去を知ることは，精神医療観の振り返りに役立つと思う．

　出版するにあたり，過去を思い出し，今のことのように振り返ることができた．それは，忘れかけていた自分の歴史性の回復であり，まとまりのない断片的な経験と知識を収斂し，構造化させてくれた．蛮勇をふるって「構造」というキーワードで一応のまとまりをつけて書き記すことができたことに喜びと幸せを感じる．執筆作業は自分のためであったようであるが，その一方で，専門書や文献を振り返った時，自分の浅学非才なことにあらためて気づかされた．さまざまな批判はあると思うが，批判があってこそ新たな考えが生まれる．臨床家としての自我が確立されるまでには，更なる，研鑽と探求が必要であることを実感した．

　心の病と闘い過ごす患者さんの姿に，医療人としての無力感や焦燥感を拭い去ることができない日々であるが，本書を通して，少しでも臨床家の皆様の役に立つこと，それが患者様の支えになることを願う．

　最後に，編集と出版に温かくご支援してくださった三輪敏様，青海社の工藤良治社長，そして，出版の後押しをしてくださった方々に心より感謝申し上げます．

2021年3月吉日

中山　広宣

〈著者略歴〉

中山広宣（なかやまひろのぶ）〈医学博士，精神科作業療法士〉

1951 年生まれ
1980 年 精神科病院勤務
1990 年 国立福岡東病院附属リハビリテーション学院 厚生教官
1999 年 九州保健福祉大学保健科学部作業療法学科助教授
2004 年 国際医療福祉大学大学院医療福祉学研究科保健医療学専攻作業療法学分野教授
2009 年 大阪保健医療大学保健医療学部リハビリテーション学科学科長
2015 年 九州栄養福祉大学リハビリテーション学部作業療法学科特任教授
2018 年 九州保健福祉大学保健科学部作業療法学科特任教授（現在に至る）

治療構造論による精神科作業療法 手引き

発　　　行　2021 年 4 月 20 日　第 1 版第 1 刷ⓒ
著　　　者　中山　広宣
発 行 者　工藤　良治
発 行 所　株式会社 青海社
　　　　　　〒113-0031 東京都文京区根津 1-4-4 河内ビル
　　　　　　☎ 03-5832-6171　FAX 03-5832-6172
装　　　幀　石原　雅彦
印 刷 所　モリモト印刷 株式会社